# プレゼンティーイズム
―その意義と研究のすすめ―

著

武藤　孝司

星和書店

# Presenteeism

Its significance and the promotion of the study

by

Takashi Muto, M.D., Ph.D.

# 序　文

　近年，わが国でもプレゼンティーイズムについての関心が高まってきているが，わが国ではこれまでプレゼンティーイズムを「健康問題に関連した労働生産性損失」という定義を採用している解説・研究がほとんどである。欧米ではプレゼンティーイズムに関する研究が数多く行われており，上記の定義のほかに，「体調不良で出勤している状態」という定義が用いられている。また，最近では「病気を持ちながら出勤している状態」という定義を採用している研究が数多くある。さらに，健康問題に限定しないで，「出勤している労働者の生産性低下」という定義を用いるべきだとする立場もある。

　「健康問題に関連した労働生産性損失」という定義では，体調不良あるいは病気で出勤している労働者の生産性は常に低下するという前提に立っている。そのため，研究のテーマはプレゼンティーイズムの大きさを測定する方法の開発，測定用具を用いた生産性損失の大きさの測定，プレゼンティーイズムの予防プログラムの開発とその効果評価が主要なテーマになっている。

　「体調不良で出勤している状態」という定義を採用する研究では，体調不良で出勤する理由についての社会心理学的な研究，労働者の健康や会社への影響などに関する研究が多い。

　「病気を持ちながら出勤している状態」という定義を採用している研究では，病気で出勤している労働者の生産性は常に低下するということはなく，むしろ欠勤よりも生産性が高いこともあるという立場を取っており，プレゼンティーイズムのポジティブな面についても研究すべきだとしている。

　「出勤している労働者の生産性低下」という定義を採用している研究

では，職場の好ましくない組織環境や家庭の事情などによっても労働生産性低下が起こることに注目して，経営管理的立場からプレゼンティーイズムを労働者の健康に関連した問題に限定していない。

わが国では欧米に比べるとプレゼンティーイズムに関する研究論文の数が少なく，これまでは「健康問題に関連した労働生産性損失」という定義を前提として生産性損失の大きさを測定する研究が主である。わが国の労働者を対象としたプレゼンティーイズムに関連した生産性損失のデータが少ないことから，このような研究も重要である。しかし，業務上で高度のストレスを抱える労働者が多いことや，がん，糖尿病，虚血性心疾患やメンタルヘルス不調を有する労働者の治療と職業生活の両立支援を目指しているわが国では，「健康問題を持ちながら出勤している状態」という定義を用いるべきではなかろうか。そして，健康問題を持ちながら働くことが労働者個人やその家族，企業，社会にとってどのような意義を有するのかなど，幅広い領域に亘っての研究を増やすべきだと考える。

本書はこのような問題意識から，これまで主に欧米で行われた研究成果を分かりやすく紹介することにより，プレゼンティーイズムの意義が理解され，プレゼンティーイズム研究のすすめとなることを主な目的として書かれた。本書により，プレゼンティーイズムについての理解が進み，わが国におけるプレゼンティーイズム研究の推進に役立つことを期待する。

2019 年 4 月

武藤 孝司

# 目　次

序　文　iii

## 第1章　プレゼンティーイズム研究の歴史　1

1. プレゼンティーイズムの語源　1

2. 本格的研究以前　2

3. 本格的研究以後　3

（1）欧州での研究　3　　（2）米国での研究　5　　（3）研究論文数　6
（4）わが国の研究の現状　6

## 第2章　プレゼンティーイズムの定義　13

1. 本格的研究以前　13

2. 本格的研究以後　13

（1）体調不良で出勤している状態　14　　（2）健康問題に関連した労働生産性損失　15　　（3）病気を持ちながら出勤している状態　17　　（4）出勤している労働者の生産性低下　18　　（5）健康問題を持ちながら出勤している状態（本書の立場）　18

## 第3章　プレゼンティーイズムの測定方法　23

1. 体調不良時の出勤に関する測定方法　23

（1）発生率の考え方　23　　（2）出勤した回数か日数か　24　　（3）調査期間　24　　（4）体調不良の原因　25

2. プレゼンティーイズムにおける労働生産性の測定方法　25

（1）各種測定用具の評価　25　　（2）健康問題一般に対応している主な測定用具　27　　（3）疾患特異的な測定用具　31　　（4）単一質問を用いる測定用具　33

3. 経済的評価方法　33

（1）損失労働時間の算出　34　　（2）損失労働時間の金銭的損失への変換方法　34

## 第4章　健康問題を持ちながら出勤する理由　41

1. 体調不良のときに出勤する理由　41

（1）個人の要因　42　（2）職場の要因　44

　2．健康問題を持ちながら出勤する理由　47

　　（1）個人の要因　47　（2）職場の要因　47

## 第5章　健康問題を持ちながらの出勤の影響　50

　1．体調不良のときに出勤する場合　51

　　（1）健康への影響　51　（2）職場への影響　52

　2．体調不良の有無は不明の場合　53

　　（1）仕事や生活への影響　53　（2）職場への影響　54

## 第6章　疾患とプレゼンティーイズムとの関連　58

　1．片頭痛　59

　2．うつ病　60

　3．アレルギー性鼻炎　62

　4．気管支喘息　63

　5．高血圧　63

　6．胃食道逆流症　63

　7．過敏性腸症候群　64

　8．睡眠時無呼吸症候群　65

　9．関節リウマチ，関節炎　65

　10．糖尿病　67

　11．肥満　69

　12．メタボリックシンドローム　70

　13．腰痛　70

　14．がん　71

　15．子宮内膜症　75

　16．皮膚科疾患　76

　17．体調不良　77

## 第7章　生活習慣とプレゼンティーイズムとの関連　84

　1．生活習慣全般　85

　2．身体活動　87

　3．喫煙　88

## 第8章　プレゼンティーイズムへの対応策　90

１．体調不良時の出勤を減らす対策　90

（１）休みやすい制度　90　　（２）代替要員の確保　91　　（３）安定した雇用形態　91　　（４）適切なマネジメント　91

２．生産性低下対策　92

（１）職域ヘルスプロモーション　92　　（２）適切なマネジメント　94

（３）薬物療法　95

３．病気でも働ける対策　95

## 第9章　疾患ごとのプレゼンティーイズム対策　98

１．片頭痛　98

２．うつ病　99

３．アレルギー性鼻炎，スギ花粉症　100

４．気管支喘息　100

５．過敏性腸症候群　101

６．睡眠時無呼吸症候群　101

７．関節リウマチ　102

８．糖尿病　102

９．がん　103

## 第10章　プレゼンティーイズム研究の課題　106

１．プレゼンティーイズムに関する理論の構築　106

２．プレゼンティーイズムの良い点に関する研究　109

３．生産性損失及び経済的損失測定の方法論　110

（１）生産性損失の測定用具　110　　（２）生産性損失から金銭的損失への変換方法　111　　（３）英語圏以外で使用する場合　113

## 第11章　プレゼンティーイズム研究のすすめ　116

１．研究の必要性　116

（１）治療と職業生活の両立支援　117　　（２）健康経営　121　　（３）海外への研究成果の発信　122

２．研究の領域　123

（１）産業保健との関わり　123　　（２）臨床医療との関わり　125

（３）ビジネスとの関わり　128　　（４）社会学，社会心理学との関わり　128

日本語索引　133
英語索引　136

# プレゼンティーイズム研究の歴史

## 1. プレゼンティーイズムの語源

　プレゼンティーイズムの語源に関しては,幾つかの説が出されている。
　'presenteeism' という単語は Everybody's Business（1931）, National Liquor Review（1943）, Contemporary Unionism（1948）などのビジネス関連雑誌に時折現れることがあった[1]。
　労働衛生関係では, 米国ニューヨークの A. Uris は 1955 年に Petroleum Refiner という雑誌に掲載された "How to build presenteeism" と題する論文で, absenteeism（欠勤）を減らすための対策について論じており, absenteeism の反対の概念として presenteeism という用語を用いている。すなわち, この論文では, presenteeism は出勤している状態をさす用語である[2]。
　同じ年に, GW. Canfield らも Personnel Journal という雑誌に掲載された "Presenteeism – A constructive view" と題する論文で, absenteeism の反対の概念として presenteeism という単語を使っている[3]。
　ピッツバーグの DJ. Smith は 1970 年に Arch Environ Health に掲載された "Absenteeism and "presenteeism" in industry" の中で, presenteeism は A. Uris によって作られたのではないかと書いている[4]。

英国では1990年代初頭に雇用の継続が危ぶまれたことから，会社への貢献度の高さを示して解雇の危険性を少なくするために労働者が職場で長時間過ごす傾向を示したことを反映する言葉として，マンチェスター大学組織心理学教授 Cary Cooper が presenteeism という用語を作ったという説もある[5]。


## 2．本格的研究以前

プレゼンティーイズムに関する本格的・科学的な研究はスウェーデンの Aronsson らの2000年の論文[6]を一つの契機として始まったと考えられているが，それ以前にも英国と米国で散発的にプレゼンティーイズムに関する論文が出されている。

英国では1990年代後半に企業経営が厳しくなってリストラが行われるようになったことが管理職の働き方にどのような影響を及ぼすかという研究が行われた。ここでは体調不良のため，又は効率的な働き方ができないほど長時間労働をしたために，家にいるべきなのに仕事に出ている状態をプレゼンティーイズムとし，その男女差について調べた。管理職の多くが男女ともリストラの対象になることを恐れて長時間労働を行っていたが，女性管理職は仕事と家事の両立を図ることが大きな負担となっていた[7]。

多くの医師が体調不良にもかかわらずに診療業務を続ける理由の一つとして，休んだときの代診医がいないことが挙げられている。その対策として，同僚医師の数を増やすことが医師のプレゼンティーイズムを減らすかも知れないという Letters が British Medical Journal に掲載された。ここでは定義が明示的に示されないでプレゼンティーイズムという用語が用いられているが，文脈から推察すると，医師が体調不良で仕事をしないほうが良いにも拘わらず休まないで診療を続ける状態をプレゼンティーイズムとしていると思われる[8]。

米国では1990年代後半に産業界で欠勤を減らすための対策が検討される中で，管理職の役割が重視されるようになった。プレゼンティーイズムは，管理職によって良いマネジメントが行われれば欠勤が減りプレゼンティーイズムになるという文脈で使用された[2, 3]。すなわち，プレゼンティーイズムは欠勤しないで出勤している状態を指している。欠勤の理由として病気が約半数を占めていることから，欠勤を減らしてプレゼンティーイズムの状態を増やすためには主治医と産業医の役割が重要であるという論説が出された。その中で，特に産業医は主治医，会社の管理職や人事労務担当者とのコミュニケーションを良くする事によってプレゼンティーイズムに大きな貢献ができるであろうとされた[4]。

## 3．本格的研究以後

プレゼンティーイズムの研究は，欧州における主にプレゼンティーイズムの頻度や要因に関する研究の流れと，米国における主にプレゼンティーイズムによる労働生産性低下を中心とした研究の流れに大別できる[1]。

### （1）欧州での研究

欧州とりわけ北欧諸国では1990年代の不況で企業の縮小やリストラにより，失業が増え，希望する会社へ転職することが難しくなり，体調不良・病気になっても休業が取りにくい状況が生じた。スウェーデンのAronssonらは「体調不良・病気のために休養を取り仕事を休んだほうが良いにも拘わらず，仕事に出る」状況をsickness presenteeismという用語であらわした[6]。これがsickness presenteeismに関する本格的・科学的研究の始まりと考えられている。このような立場では，主に北欧で下記のような問題についての研究が多く行われるようになった。

①sickness presenteeismの発生率

②なぜ体調不良・病気でも出勤するのか

③どのような体調不良・病気で出勤するのか

④体調不良・病気のときの出勤は労働者にどのような結果をもたらす
　のか

　Aronsson らは2005 年の論文で，体調不良・病気で出勤する要因につ
いての実証的研究を行い，仕事関連の出勤必要性と個人的な出勤必要性
という2つの要因の関与について検討した[9]。仕事関連で出勤が必要と
なる要因としては，その業務は自分以外にはできない，必要な人的補充
がない，かち合った仕事がある，仕事のペースが自分で決められない（コ
ントロール度がない），締め切りが迫っているという状況が関連してい
た。個人的に出勤が必要となる要因としては，頼まれたら否といえない，
家計が逼迫しているという状況が関連していた。そして，これらの要因
が単独で又は複数が関係して sickness presenteeism あるいは病気欠勤
が生じると考えた。

　その後，デンマークの Hansen らも Aronsson らと同様の研究を行っ
たが，Aronsson らの研究で示された仕事関連の出勤必要性と個人的な
出勤必要性はいずれも外的な要因であるとして，病気で体調不良の時に
出勤することを決定する内的な要因として態度を取り上げた。そして，
欠勤に対する態度が保守的な労働者ほど sickness presenteeism が多い
ことを見出した。外的な要因としては不安定な雇用形態が sickness pre-
senteeism を増やしていることを示したが，その他の要因に関しては
Aronsson らの研究結果とほぼ同様の結果であった[10]。この研究の弱点
として，sickness presenteeism の測定用具の妥当性が検討されていな
いこと，断面研究のため因果関係については断定できないことを挙げて
おり，妥当性のある測定用具を用いて追跡研究を行うことが今後の課題
としている。さらに，こうした北欧諸国での研究結果が雇用政策や福祉
政策の異なる英国や米国などにも当てはまるかどうかという一般化の問
題についても今後の課題としている。

こうした sickness presenteeism の要因に関する研究は，その後，北欧諸国だけでなく，米国，カナダ，英国などでも行われるようになった。詳細は第4章「体調不良のときに出勤する理由」で解説する。

### （2）米国での研究

WN. Burton らは労働生産性を規定する要因として，欠勤のほかにプレゼンティーイズムがあるとして，プレゼンティーイズムはアウトプットの減少，製品の標準維持の不全，研修時間の追加，業務上のエラーなどの費用として測定できるであろうとした[11, 12]。

2000年代に入ると，Work Limitations Questionnaire（WLQ），Stanford Presenteeism Scale（6-item version: SPS-6），Stanford Presenteeism Scale（13-item version）（SPS），Health and Work Performance Questionnaire（HPQ）のような信頼性と妥当性のあるプレゼンティーイズム測定用具が続々と開発されるようになった[13-16]。測定用具開発の背景には，健康増進活動や薬物治療による介入の効果指標として医療費だけでなく労働生産性を用いる必要性が高まったことや，アメリカ食品医薬品局（FDA）が薬剤の効果指標として生産性を検討していることが関係していると考えられている[17, 18]。

こうした測定用具を用いてプレゼンティーイズムによる労働生産性の損失が大きいという研究結果が出された。Goetzel らは，5つの大規模な調査研究の結果から，10種類の疾患について欠勤とプレゼンティーイズムによる生産性損失の平均値を求めた。労働者1人当たり1年間のプレゼンティーイズムによる労働生産性の損失は，大きい順に片頭痛（20.5％），呼吸器疾患（17.2％），うつ病・精神疾患（15.3％），糖尿病（11.4％），関節炎（11.2％），気管支喘息（11.0％），アレルギー（10.9％），がん（8.5％），高血圧（6.9％），心疾患（6.8％）そして平均では12.0％であった。また，総費用（医療費＋薬剤費＋欠勤＋プレゼンティーイズム）に占めるプレゼンティーイズムの割合が，10種類の疾患の平均値

で61％であることも示された[19]。その後，産業保健関係の研究者の間では，プレゼンティーイズムと労働生産性に関する研究が盛んになった[20]。

プレゼンティーイズムに関する研究の概要は Harvard Business Review に掲載され，ビジネス界に紹介されるようになった。そこでは Bank One での調査結果も示されて，総費用に占める割合が欠勤で13％であるのに対し，プレゼンティーイズムは63％と大きいことが紹介された[21]。企業経営者がプレゼンティーイズムの重要性に関心を持つようになり，ビジネス関連の研究では，プレゼンティーイズムと生産性損失の大きさとの関連だけでなく，プレゼンティーイズムによる生産性損失の予防対策に関するテーマが取り上げられるようになった。特に経営学関連の研究では，上司や管理監督者の役割に関する研究が行われるようになった。

### （3）研究論文数

図1-1は PubMed で presenteeism をキーワードに入れて検索した論文数の経年変化を示す。2000年から毎年出ており，右肩上がりで論文数が増え，2017年には120本の論文が出ている。2018年1月現在で，総数は800本であった。なお，2000年以前は，1955年2，1965年2，1970年1，1995年1，1999年1と散発的であった。

プレゼンティーイズムに関する著書は，調べ得た限りでは，現在のところ，Hesan Quasi による1冊のみであった[22]。

### （4）わが国の研究の現状

わが国でプレゼンティーイズムに関する論文が出されたのは，調べえた限りでは2006年の山下らによる総説が最初である[23]。その後，プレゼンティーイズムの紹介・解説が幾つか出されている[24-28]。諸分野の紹介・解説の中でプレゼンティーイズムについて触れている文献も現れ

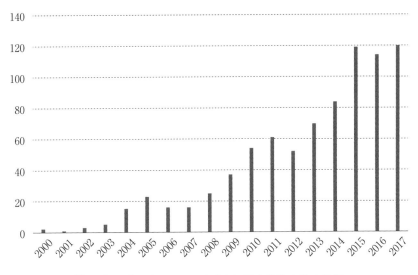

図1-1 プレゼンティーイズムに関する論文数の推移

るようになった[29-36]。測定用具の開発に関する研究も出されるようになった[37-48]。プレゼンティーイズムの概念や測定用具を用いた実証的研究も始まっている[49-68]。

　このようにわが国でもプレゼンティーイズムに関する研究が増えてきているが，欧米で行われている研究に比べると論文数が少ないことだけでなく，研究内容の幅が狭い。労働者の仕事への向き合い方や会社でのプレゼンティーイズムに対する対応の仕方が欧米とは異なると思われるので，わが国の労働者を対象にしたプレゼンティーイズム研究が進むことが期待される。

文　　献

1. Johns G. Presenteeism in the workplace: a review and research agenda. J Organiz Behav 2010; 31: 519-542.
2. Uris A. How to build presenteeism. Petroleum Refiner 1955; 34: 348-359.

3. Canfield GW, Soash DG. Presenteeism – a constructive view. Personnel Journal 1955; 34: 94-97.

4. Smith DJ. Absenteeism and "presenteeism" in industry. Arch Environ Health 1970; 21: 670-677.

5. Chapman LS. Presenteeism and its role in worksite health promotion. Am J Health Prom 2005; 19 (suppl): 1-8.

6. Aronsson G, Gustafsson K, Dallner M. Sick but yet at work. an empirical study of sickness presenteeism. J Epidemiol Community Health 2000; 54: 502-509.

7. Simpson DR. Presenteeism, power and organizational change: Long hours as a career barrier and the impact on the working lives of women managers. Br J Manag 1998; 9: S37-S50.

8. Wrate RM. Increase in staff numbers may reduce doctors' "presenteeism". BMJ 1999; 319: 1502.

9. Aronsson G, Gustafsson K. Sickness presenteeism: Prevalence, attendance-pressure factors, and an outline of a model for research. J Occup Environ Med 2005; 47: 958-966.

10. Hansen CD, Andersen JH. Going ill to work – What personal circumstances, attitudes and work-related factors are associated with sickness presenteeism? Soc Sci Med 2008; 67: 956-964.

11. Burton WN, Conti DJ, Chen CY, et al. The role of health risk factors and disease on worker productivity. J Occup Environ Med 1999; 41: 863-877.

12. Burton WN, Conti DJ. The real measure of productivity. Business Health 1999; 17: 34-36.

13. Lerner D, Amick Ⅲ BC, Rogers WH, et al. The work limitations questionnaire. Med Care 2001; 39: 72-85.

14. Koopman C, Pelletier K, Murray JF, et al. Stanford presenteeism scale: health status and employee productivity. J Occup Environ Med 2002; 44: 14-20.

15. Turpin RS, Ozminkowski RJ, Sharda CE, et al. Reliability and validity of the Stanford Presenteeism Scale. J Occup Environ Med 2004; 46: 1123-1133.

16. Kessler RC, Barber C, Beck A, et al. The World Health Organization Health and Work Performance Questionnaire (HPQ). J Occup Environ Med 2003; 45: 156-174.

17. Evans CJ. Health and work productivity assessment: State of the art or state of flux? J Occup Environ Med 2004; 46: S3-S11.

18. Prasad M, Wahlgvist P, Shikiar R, et al. A review of self-report instruments measuring health-related work productivity: a patient-reported outcomes perspective. Pharmacoeconomics 2004; 22: 225-244.

19. Goetzel RD, Long SR, Ozminkowski RJ, et al. Health, absence, disability, and presenteeism cost estimates of certain physical and mental health conditions affecting U.S. employers. J Occup Environ Med 2004; 46: 398-412.

20. Johns G. Presenteeism: A short history and a cautionary tale. In Contemporary Occupational Health Psychology, Global perspectives on research and practice, Volume 2. Houdmont J, Leka S, Sinclair R, Eds; Wiley-Blackwell, 2012, pp.204-220.

21. Hemp P. Presenteeism: At work - But out of it. Harv Bus Rev. 2004; 82: 49-58.

22. Quasi H. Presenteeism: The invisible cost to organizations. Palgrave Macmillan 2013.

23. 山下未来, 荒木田美香子. Presenteeism の概念分析及び本邦における活用可能性. 産衛誌 2006; 48: 201-213.

24. 加藤憲忠. プレゼンティーイズム（presenteeism）. 産業精神保健 2007; 15: 110-113.

25. 河野裕子, 松島英介, 保坂隆. Presenteeism 研究の紹介. 精神科 2009; 15: 300-303.

26. 小貫衣澄, 三木明子. 労働者における Presenteeism 研究の動向. 産業精神保健 2015; 23: 60-64.

27. 荒木田美香子. アブセンティーズムとプレゼンティーズム. 小木和孝編集代表. 産業安全保健ハンドブック. 労働科学研究所 2013: 118-119.

28. 加藤貴彦. アブセンティーイズム（病欠）とプレゼンティーイズム（疾病就業）. 日本医事新報 2016; 4818: 53.

29. 堤明純. 職業性ストレスの評価—エビデンスの最前線. ストレス科学 2009; 23: 265-273.

30. 奥村康之. うつ病における病気出勤による労働生産性の損失. 産業医学ジャーナル 2011; 34: 116-118.

31. 荒木田美香子. Presenteeism と欠勤から考える女性の健康状態の生産性への影響. 産業精神保健 2015; 23（特別号）: 83-88.

32. 森まき子. Presenteeism と心理教育の実際. 最新精神医学 2015; 20: 21-25.

33. 石川慎一. 西神戸医療センターにおける職場内 presenteeism への心理的支援. Jpn J Gen Hosp Psychiatry 2015; 27: 311-317.

34. 上村一貴，高橋秀平，内山靖. 産業保健領域における理学療法からみた予防の取り組み. PT ジャーナル 2016; 50: 371-379.

35. 中田光紀. 不眠の産業疫学. 臨床精神薬理 2016; 19: 3-11.

36. 尾上あゆみ. 熊本におけるコラボヘルスの取り組み. 産業医学ジャーナル 2016; 39: 14-17.

37. 奥田稔. アレルギー性鼻炎 QOL 調査票—その開発と利用. アレルギー 2003; 52（補）; 1-20.

38. 奥田稔，Crawford B, Juniper E, et al. アレルギー性鼻炎・結膜炎 QOL 調査票（RQLQ）日本語版およびアレルギーによる作業能率の低下，活動性障害調査票（WPAI-AS）日本語版の開発. アレルギー 2003; 52（補）; 70-86.

39. Yamashita M, Arakida M. Reliability and validity of the Japanese version of the Stanford Presenteeism Scale in female employees at 2 Japanese enterprises. J Occup Health 2008; 50: 66-69.

40. 牧田潔，高田紗英子，一言英文，他. 労働者のうつ病の早期発見に関するスクリーニングツールの検討—QOL と Presenteeism の視点から. 心的トラウマ研究. 2011; 7: 33-40.

41. 井田浩正，中川和美，三浦昌子，他. Work Limitations Questionnaire 日本語版（WLQ-J）の開発：信頼性・妥当性の基礎的検討. 産衛誌 2012; 54: 101-107.

42. Kono Y, Matsushima E, Uji M. Psychometric properties of the 25-item work limitations questionnaire in Japan. J Occup Environ Med 2014; 56: 184-188.

43. Suzuki T, Miyaki K, Sasaki Y, et al. Optimal cutoff values of WHO-HPQ presenteeism scores by ROC analysis for preventing mental sickness absence in Japanese prospective cohort. Plos One 2014; 9: e111191.

44. Fujino Y, Uehara M, Izumi H, et al. Development and validity of a work functioning impairment scale based on the Rasch model among Japanese workers. J Occup Health 2015; 57: 521-531.

45. 荒木田美香子，森晃爾，渡部瑞穂ら. 日本版 Presenteeism 尺度の開発. 厚生の指標 2016; 63: 6-12.

46. 藤野善久，久保達彦，上原正道，他. 患者報告式アウトカム尺度の国際基準に沿ったプレゼンティーズム調査票 WFun の開発. 産業医学ジャーナル 2017;

40: 55-60.

47. 井田浩正，中川和美，田上明日香，他．複数企業の一般労働者を対象とした Work Limitations Questionnaire 日本語版（WLQ-J）の信頼性・妥当性の検討．産衛誌 2017; 59: 1-8.

48. Makishima M, Fujino Y, Kubo T, et al. Validity and responsiveness of the work functioning impairment scale（WFun）in workers with pain due to musculoskeletal disorders. J Occup Health 2018; 60: 156-162.

49. 角谷千恵子，荻野敏，池田浩己，他．スギ花粉症におけるアウトカム研究（第4報）就労者におけるスギ花粉症の労働生産性に対する影響．アレルギー 2005; 54: 627-635.

50. Okubo K, Gotoh M, Shimada K, et al. Fexofenadine improves the quality of life and work productivity in Japanese patients with seasonal allergic rhinitis during peak cedar pollinosis season. Int Arch Allergy Immunol 2005; 136: 148-154.

51. 和田耕治，森山美緒，奈良井理恵，他．関東地区の事業場における慢性疾患による仕事の生産性への影響．産衛誌 2007; 49: 103-109.

52. Furukawa T, Horikoshi M, Kawakami N, et al. Telephone cognitive-behavioral therapy for subthreshold depression and presenteeism in workplace: a randomized controlled trial. Plos One 2012; 7: e35330.

53. Tsuchiya M, Kawakami N, Ono Y, et al. Impact of mental disorders on work performance in a community sample of workers in Japan: The World Mental Health Japan Survey 2002-2005. Psychiatry Research 2012; 198: 140-145.

54. Wada K, Arakida M, Watanabe R, et al. The economic impact of loss of performance due to absenteeism and presenteeism caused by depressive symptoms and comorbid health conditions among Japanese workers. Industrial Health 2013; 51: 482-489.

55. 吉村健佑，川上健人，堤明純，他．日本における職場でのメンタルヘルスの第一次予防対策に関する費用便益分析．産衛誌 2013; 55: 11-24.

56. 鈴木哲，木村愛子，田中亮．介護職員における腰痛による Presenteeism に腰痛の程度および心理的因子が与える影響—パス解析による検討．理学療法科学 2014; 29: 583-588.

57. 井奈波良一．女性看護師のバーンアウトの仕事の生産性への影響．日職災医誌 2014; 62: 173-178.

58. 段上朋子，徳永淳也．企業社員におけるユーモア感覚，presenteeism と精神

的健康度の関連. 民族衛生 2014; 80: 127-143.

59. Nakagawa Y, Inoue A, Kawakami N, et al. Job demands, job resources, and job performance in Japanese Workers: a cross-sectional study. Industrial Health 2014; 52: 471-479.

60. Suzuki T, Miyaki K, Song Y, et al. Relationship between sickness presenteeism（WHO-HPQ）with depression and sickness absence due to mental disease in a cohort of Japanese workers. J Affect Disord 2015; 180: 14-20.

61. Doki S, Sasahara S, Suzuki S, et al. Relationship between sickness presenteeism and awareness and presence or absence of systems for return to work among workers with mental health problems in Japan: an Internet-based cross-sectional study. J Occup Health 2015; 57: 532-539.

62. Onoue A, Omori H, Katoh T, et al. Relationship of airflow limitation severity with work productivity reduction and sick leave in a Japanese working population. Int J COPD 2016; 11: 567-575.

63. Tachi T, Teramachi H, Tanaka K, et al. The impact of side effects from outpatient chemotherapy on presenteeism in breast cancer patients: a prospective analysis. Springer Plus 2016; 5: 327.

64. Saijo Y, Yoshioka E, Nakagi Y, et al. Social support and its interrelationships with demand-control model factors on presenteeism and absenteeism in Japanese civil servants. Int Arch Occup environ Health 2017; 90: 539-553.

65. Oshio T, Tsutsumi A, Inoue A, et al. The reciprocal relationship between sickness presenteeism and psychological distress in response to job stressors: evidence from a three-wave cohort study. J Occup Health 2017; 59: 552-561.

66. Nagata T, Fujino Y, Saito K, et al. Diagnostic accuracy of the Work Functioning Impairment Scale（WFun）: a method to detect workers who have health problems affecting their work and to evaluate fitness for work. J Occup Environ Med 2017; 59: 557-562.

67. Michishita R, Jiang Y, Ariyoshi D, et al. The introduction of an active rest program by workplace units improved the workplace vigor and presenteeism among workers: a randomized controlled trial. J Occup Environ Med 2017; 59: 1140-1147.

68. 吉田麻美, 三木明子. 若年看護師と中高年看護師におけるプレゼンティーズムに関連する要因. 産衛誌 2018; 60: 31-40.

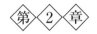

# プレゼンティーイズムの定義

........................................

## 1. 本格的研究以前

　本格的研究以前には,英国の研究者は職場に長時間いる状態に対してプレゼンティーイズムという用語を用いていた[1]。この考え方は,Oxford English Dictionary Online で採用されており,下記がpresenteeism の定義として示されている[2]。

　"The practice of being present at one's place of work for more hours than is required, especially as a manifestation of insecurity about one's job."

　米国の研究者は欠勤と対比して出勤している状態をプレゼンティーイズムという用語で表現した[3-5]。欠勤の定義は,仕事を休む状態を指し,その原因や理由については定義に含まれていないことから,プレゼンティーイズムに関しても同様にその原因や理由については定義に含まれていない。

## 2. 本格的研究以後

　本格的研究が開始されて以後の研究を総括すると,プレゼンティーイ

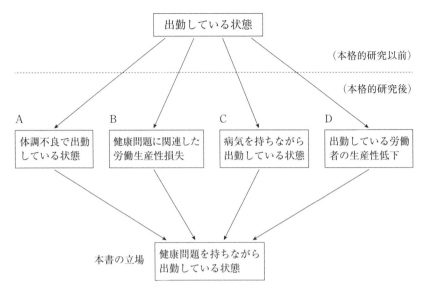

図2-1 プレゼンティーイズムの考え方・定義の移り変わり

ズムの定義は図2-1のA～Dの4つに大別される。本書では，後述する理由により，これら4つの定義を包含する新たな考え方で，「健康問題を持ちながら出勤している状態」をプレゼンティーイズムの定義として採用したい。プレゼンティーイズムに関する論文の中にはどの定義に基づいた研究であるかをはっきりと示していないものが少なくないので，論文を読むときは注意が必要である。

## (1) 体調不良で出勤している状態

　プレゼンティーイズムの考え方や定義として多くの研究で引用されているのが，2000年と2005年に出されたスウェーデンのAronssonらの概念である。彼らは単にpresenteeismという用語ではなく，sickness presenteeismという用語を用いているが，後年の研究では，sickness presenteeismとpresenteeismを厳密に区別して用いている研究は少なく，またsickness presenteeismをpresenteeismの定義として使用して

いる研究が少なくないので，本書では彼らの sickness presenteeism の概念を presenteeism の一つの考え方・定義とする。

2000年の論文では下記のように記述されている[6]。

"The concept（sickness presenteeism）has been used to designate the phenomenon of people, despite complaints and ill health that should prompt rest and absence from work, still turning up at their jobs."（カッコ内は著者が補記）

また，2005年の論文では下記のように記述されている[7]。

"The concept（sickness presenteeism）refers to the phenomenon that people, despite complaints and ill health that should prompt them to rest and take sick leave, go to work in any case."（カッコ内は著者が補記）

彼らははっきりと定義としては示していないし，上記の2つの記述には多少の違いがあるが，要点は「体調不良で休養を取り仕事を休んだほうが良いにも拘わらず仕事に出る現象」を sickness presenteeism と考えていることが分かる。この考え方では，高血圧や糖尿病のような慢性疾患を持っている労働者が体調不良の時に出勤する場合は sickness presenteeism であるが，治療によりコントロールされており特に体調不良を訴えていないで出勤するような場合は，sickness presenteeism には当てはまらないことになる。

この定義に基づいたプレゼンティーイズムの発生率を表2-1に示す[8-17]。1年間に1回以上の発生率を調査した報告が多いが，同じ定義を用いた場合でも国によってかなりの違いがあることが分かる。欧州諸国では50％以上の国が多く，かなり高率であるのに比べて，韓国の発生率が約20％程度とかなり低いことが示されている。

## （2）健康問題に関連した労働生産性損失

1999年に米国の Burton らは労働者の生産性を規定する要因として，

表2-1　プレゼンティーイズム（体調不良で出勤している状態）の発生率

| 著者 | 発表年 | 調査対象国 | プレゼンティーイズム 定義 | | 発生率（%） |
|---|---|---|---|---|---|
| Aronsson [6] | 2000 | スウェーデン | 1年間に1回以上 | 男 女 | 48 51 |
| Biron [8] | 2006 | カナダ | 1年間に1日以上 | | 74 |
| Hansen [9] | 2008 | デンマーク | 1年間に1回以上 | | 73 |
| Heponiemi [10] | 2010 | フィンランド | 1年間に2回以上 | 男 女 | 48 49 |
| Agudelo-Suarez [11] | 2010 | スペイン | 1年間に1回以上 | | 42 |
| Leineweber [12] | 2012 | スウェーデン | 1年間に1日以上 | | 65 |
| Robertson [13] | 2012 | UK, 欧州 | 3ヵ月間に1回以上 | | 60 |
| Chang [14] | 2015 | 台湾 | 1ヵ月間に1回以上 | 男 女 | 33 38 |
| Janssens [15] | 2016 | ベルギー | 1年間に1回以上 | | 80 |
| Kim [16] | 2016 | 韓国 | 1年間に1回以上 | 男 女 | 19 23 |
| d'Errico [17] | 2016 | 欧州30ヵ国 | 1年間に2回以上 | | 35 |

[　]：文献番号

　病気欠勤のほかにプレゼンティーイズムがあるとして，仕事に出ているが十分に機能しない労働者の生産性の低下をプレゼンティーイズムとした[18]。

　"Presenteeism is the productivity loss that occurs when workers are on the job but not fully functioning."

　Burton らの定義を参照して，2003年に米国産業環境医学会（ACOEM）の専門家パネルは健康に関連した労働生産性を測定するための構成要素の検討を行う過程で，プレゼンティーイズムは欠勤，社員の離職・交替費用と共に労働生産性を規定する3大構成要素の一つであるとし，プレゼンティーイズムは仕事中の健康に関連した生産性損失である，と定義した[19]。

　"Presenteeism is the health-related productivity loss while at work."

　ここで「健康に関連した」という場合の健康には，「体調不良」と「体調は悪くないが病気はある」という2つの状況を区別していないことに

注意する必要がある。おそらく彼らの念頭にある健康問題は糖尿病，高血圧，虚血性心疾患，がん，頭痛，うつ病などの慢性疾患であり，一過性の体調不良はあまり大きな問題とされていないと思われる。

　山下らはプレゼンティーイズムの概念分析とわが国における活用可能性を検討した結果，わが国におけるプレゼンティーイズムの定義は，「presenteeism とは出勤している労働者の健康問題による労働遂行能力の低下であり，主観的に測定が可能なものである。」が妥当と考える，としている[20]。この定義では生産性損失という用語は用いられていないが，主観的に測定された労働遂行能力の低下は生産性損失につながることから，米国産業環境医学会の定義に近いものと言えるであろう。

## （3）病気を持ちながら出勤している状態

　プレゼンティーイズムの定義に生産性の低下を含めるべきではないとして，プレゼンティーイズムを Presenteeism refers to attending work while ill.（病気を持ちながら出勤している状態）と定義する立場がある[21]。この定義では，体調不良・病気なので本来は休むべきであるという状態を前提としていない。高血圧や糖尿病などでは薬物療法によって良いコントロール状態が保たれ，体調不良がなければ出勤できるので，こうした労働者が出勤している状態もプレゼンティーイズムということになる。また，この定義ではプレゼンティーイズムの結果起こることについても触れていない。この定義を用いる第一の理由として，病気のために欠勤するよりも病気を持ちながらも出勤したほうが労働生産性が高いことを挙げている。第二の理由として，定義の中に労働生産性の低下を含めると，病気を持ちながらも出勤するということに関する心理学的・行動科学的な創造的でよりオープンな見方・議論の妨げになることを挙げている。具体的には，欠勤がどのような状況で起こるのか，長期休業からの復職がどのように決定されるのかなどに関する理解の妨げになるとしている。

経営管理的な立場からでも，病気を持ちながら出勤すると労働生産性が低くなるという前提を含むべきではないという観点から，プレゼンティーイズムを「病気を持ちながら出勤している状態」という定義を採用している[22]。このような定義を用いる背景は，慢性疾患や精神疾患の中には，体調が悪くとも出勤したほうが良いこともあるというプレゼンティーイズムのポジティブな面も考慮している。

## （4）出勤している労働者の生産性低下

　仕事による悩みや職場の好ましくない組織環境，家庭の事情などによっても出勤している労働者の業務能力・生産性低下が起こることに注目して，経営管理的立場からはプレゼンティーイズムを労働者の健康に関連した問題に限定しないで，その原因を広く捉えて健康に関連しないものも含むべきだとする立場から，「出勤している労働者の生産性低下」をプレゼンティーイズムの定義と考える立場がある[23]。プレゼンティーイズムと対比される欠勤については，健康問題によって会社を休むことだけに限定せず，様々な理由によって休むことも欠勤としていることから，プレゼンティーイズムについても健康問題に限定しない定義を用いるべきだとする考え方である。

## （5）健康問題を持ちながら出勤している状態（本書の立場）

　本書では「体調不良で出勤している状態」をプレゼンティーイズムとする定義は採用しない。プレゼンティーイズムの本格的研究が始まったのは，体調不良で出勤することにより労働者の健康状態が悪化するのではないかということが問題点として研究者に認識されたことが大きい。しかし，病気の治療法が進歩して，病気があっても体調不良とは感じないで出勤している労働者が数多く存在する現代において，労働者の健康の維持増進を図るためには，体調不良で休むべきなのに出勤する労働者だけを対象とした対策では十分とはいえない。体調不良で休むべきなの

に出勤するという状態をプレゼンティーイズムとする定義を採用した場合には，研究の対象者はそのような状態を有する労働者だけになってしまい，健康問題を持ちつつ働いている多くの労働者が研究の対象から除外されてしまうことになる。

本書では「健康問題に関連した労働生産性損失である」とする定義も採用しない。この定義には会社の経営的な視点が強く反映されており，健康問題を持ちながら出勤する労働者に対する支援の視点が感じられない。定義の中に労働生産性損失を含めると，健康問題を持ちながら出勤することが否定的なニュアンスを持つことになってしまう。そして，健康問題を持ちながら働くことが労働者にとってどのような意義があるのか，そのような状態で働くためにどのような工夫・対処をしているのかといった心理学的・行動科学的な研究がおろそかにされるのではないかと危惧される。さらに，健康問題を持ちながらも働くことが社会全体にとってどのような意義を持つのか等の社会学的研究の遅れも危惧される。

本書では「病気を持ちながら出勤している状態」という定義も採用しない。身体的な病気と診断されていなくとも何らかの自覚症状を持ちながら出勤している場合や，何らかのストレス要因によってストレス反応として心身の症状が出ている状態で出勤している場合がある。このような状態は病気の前段階の可能性があるため，このまま出勤を継続することによって体調が悪化して病気が発症する可能性がある。従って，このような労働者をプレゼンティーイズムの研究対象から除外することは，労働者の健康の維持増進を図る上で好ましいことではない。

さらに本書では健康問題に限定しない「出勤している労働者の生産性低下」という定義も採用しない。健康問題に限定しない定義を採用する立場では，仕事関連のことは健康問題ではないと考えていると思われるが，仕事による悩みや職場の好ましくない組織環境によって労働者の業務能力・生産性低下が起こる理由としては，そのようなことがストレス

要因となってのストレス反応と考えることができる。子ども又は高齢両親の介護，結婚などの家族の問題，経済的問題などの個人的な問題は健康問題とは関係していないように見えるが，こうした問題による業務能力の低下・労働生産性の低下も，労働者にとってのストレス要因となることによってもたらされると考えられる。このように，一見すると健康問題とは無関係な事柄によって就業上の問題が引き起こされたように見えるが，そうした問題がストレス反応という広い意味での健康問題によって引き起こされている場合が多いからである。

　以上述べた理由により，本書では「健康問題を持ちながら出勤している状態」をプレゼンティーイズムの定義としたい。ここで言う健康問題は体調不良，病気，ストレス反応のいずれかを有する状態である。がん，糖尿病，虚血性心疾患やうつ病などのメンタルヘルス不調を有する労働者が増加しつつあり，さらにストレスを感じている労働者も増えていることから，「健康問題を持ちながら出勤している状態」という定義を採用した方が，健康問題を抱えた労働者の働き方について幅広い見地からの検討が可能となると思われる。


## 文　　献

1. Simpson DR. Presenteeism, power and organizational change: Long hours as a career barrier and the impact on the working lives of women managers. Br J Manag 1998; 9: S37-S50.
2. URL: https://en.oxforddictionaries.com/definition/presenteeism〔Accessed 2018 May 4〕
3. Smith DJ. Absenteeism and "presenteeism" in industry. Arch Environ Health 1970; 21: 670-677.
4. Uris A. How to build presenteeism. Petroleum Refiner 1955; 34: 348-359.
5. Canfield GW, Soash DG. Presenteeism – a constructive view. Personnel Journal 1955; 34: 94-97.
6. Aronsson G, Gustafsson K, Dallner M. Sick, but yet at work. an empirical

study of sickness presenteeism. J Epidemiol Community Health 2000; 54: 502-509.

7. Aronsson G, Gustafsson K. Sickness presenteeism: Prevalence, attendance-pressure factors, and an outline of a model for research. J Occup Environ Med 2005; 47: 958-966.

8. Biron C, Brun JP, Ivers H, et al. At work but ill: psychosocial work environment and well-being determinants of presenteeism propensity. J Public Mental Health 2006; 5: 26-37.

9. Hansen CD, Andersen JH. Going ill to work – What personal circumstances, attitudes and work-related factors are associated with sickness presenteeism? Soc Sci Med 2008; 67: 956-964.

10. Heponiemi T, Elovainio M, Pentti J, et al. Association of contractual and subjective job insecurity with sickness presenteeism among public sector employees. J Occup Environ Med 2010; 52: 830-835.

11. Agudelo-Suarez AA, Benavides FG, Felt E, et al. Sickness presenteeism in Spanish-born and immigrant workers in Spain. BMC Public Health 2010; 10: 791.

12. Leineweber C, Westerlund H, Hagberg J, et al. Sickness presenteeism is more than an alternative to sickness absence: results from the population-based SLOSH study. Int Arch Occup Environ Health 2012; 85: 905-914.

13. Robertson I, Leach D, Doerner N, et al. Poor health but not absent: prevalence, predictors, and outcome of presenteeism. J Occup Environ Med 2012; 54: 1344-1349.

14. Chang YT, Su CT, Chen R, et al. Association between organization culture, health status, and presenteeism. J Occup Environ Med 2015; 57: 765-771.

15. Janssens H, Clays E, De Clercq BD, et al. Association between psychosocial characteristics of work and presenteeism: A cross-sectional study. Int J Occup Med Environ Health 2016; 29: 331-344.

16. Kim JY, Lee J, Muntaner C, et al. Who is working while sick? Nonstandard employment and its association with absenteeism and presenteeism in South Korea. Int Arch Occcup Environ Health 2016; 89: 1095-1101.

17. d'Errico A, Ardito C, Leombruni R. Work organization, exposure to workplace hazards and sickness presenteeism in the European employed population. Am J Ind Med 2016; 59: 57-72.

18. Burton WN, Conti DJ. The real measure of productivity. Business Health 1999; 17: 34-36.

19. Loeppke R, Hymel PA, Lofland JH, et al. Health-related workplace productivity measurement: general and migraine-specific recommendations from the ACOEM Expert Panel. J Occup Environ Med 2003; 45: 349-359.

20. 山下未来，荒木田美香子．Presenteeism の概念分析及び本邦における活用可能性．産衛誌 2006; 48: 201-213.

21. Johns G. Presenteeism in the workplace: a review and research agenda. J Organiz Behav 2010; 31: 519-542.

22. Garrow V. Presenteeism: A review of current thinking. Institute for Employment Studies 2016: Report 507: 1-84.
https://www.employment-studies.co.uk/system/files/resources/files/507_0.pdf（Accessed 2018 June 9)

23. Gilbreath B, Karimi L. Supervisor behavior and employee presenteeism. Int J Leadership Studies 2012; 7: 114-131.

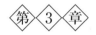

# プレゼンティーイズムの測定方法

## 1．体調不良時の出勤に関する測定方法

　健康問題の中でも体調不良に注目すると，体調不良で仕事を休んだほうが良いにも拘わらず出勤することがどの程度発生しているのかについての関心が高くなる。発生率について検討する場合は発生率の考え方，出勤した回数とするのか出勤した日数とするのか，調査の期間，体調不良の原因となった健康問題は何かが問題となる。

### （1）発生率の考え方

　発生率については2つの考え方がある。一つは体調不良のある人の何割が出勤するのかを問題にする考え方と，もう一つは集団の中で何割が体調不良でも出勤するのかを問題とする考え方である。体調不良のある人（A人），その中で出勤した人（B人），体調不良のない人（C人）と仮定する。体調不良のある人の何割が出勤するのかを問題とする考え方では，発生率はB／Aである。集団の中で何割が体調不良でも出勤するのかを問題とする考え方では，発生率はB／（A＋C）である。これまでの多くの研究では後者の発生率を用いている。しかし，そもそも，どちらの立場の発生率を問題にするのかという議論がない状態である。

## （2）出勤した回数か日数か

体調不良の際に出勤した回数と出勤した日数のどちらを用いるべきかについての議論は少なく，これまでの多くの研究では回数を用いている。しかし，プレゼンティーイズムの総量と欠勤の総量との関係を検討するためには日数を用いるべきだとする意見がある[1]。

体調不良の際に出勤すべきか欠勤すべきかを決める要因について研究する場合には，体調不良で何回出勤したか何日出勤したかに加えて，プレゼンティーイズム傾向（presenteeism propensity）も用いるべきだとする考え方がある[2,3]。体調不良で出勤した日数をA日，体調不良で欠勤した日数をB日とするとプレゼンティーイズム傾向は下記の式で表される。

$$プレゼンティーイズム傾向 = A ／（A + B）$$

この考え方では，体調不良がない人，すなわち健康な人を研究対象から除外していることになる[2,4]。健康な人はそもそも体調不良で出勤すべきか欠勤すべきかを選択する必要がないので，体調不良で出勤する理由について研究する場合には，はじめから健康な人を研究対象から除くほうが適切であるという考え方である。

## （3）調査期間

期間については，これまで過去4週間，過去1ヵ月間，過去3ヵ月間，過去1年間が用いられてきた。期間は長いほどプレゼンティーイズムが多くなる可能性が多いが，思い出し法によることが多いため，期間が長くなればなるほどリコールバイアスが多くなるであろう。また，期間が短い場合にはリコールバイアスは減るであろうが，プレゼンティーイズムの影響を検討するには短すぎる可能性がある[5]。こうした点を考慮すると，3ヵ月間が適切であろうとする意見がある[6]。

## （4）体調不良の原因

　プレゼンティーイズムの原因となる健康問題の原因については，発生率を出している研究でも明示していないもの，特定の症状に限定しているもの，頻度の高いものに限定しているものの3種類が見られる。プレゼンティーイズム研究の嚆矢と考えられている Aronsson らは，疲労・うつ症状，頚部腰部痛，胃症状，不快感，睡眠障害の5つの自覚症状だけについて質問している[7]。


# 2．プレゼンティーイズムにおける労働生産性の測定方法

## （1）各種測定用具の評価

　プレゼンティーイズムにおける労働生産性の測定用具は1990年代の後半から2000年代の前半に様々なものが開発された。表3-1に，健康問題一般に対応している測定用具について，開発された年代順に測定用具名，それが発表された論文の筆頭著者名，発表年，国名，質問項目数，思い出し期間を挙げた[8-23]。こうした測定用具に関しては，妥当性や信頼性などが十分に確認されていないものがあるため，こうした点を確認することを目的とした総説がいくつか出されている。

　米国産業環境医学会（ACOEM）の専門家パネルは，健康に関連した労働生産性の構成要素と測定用具の検討結果を発表した[24]。プレゼンティーイズムは欠勤，社員の離職・交替費用と共に，労働生産性を規定する3大構成要素の一つとされた。プレゼンティーイズムにおける労働生産性損失の内容としては，仕事をしない時間，労働の質の減少，労働の量の減少，従業員の不満足な人間関係，不満足な労働文化が含まれるとした。測定用具の主要な要素は，科学的根拠に基づくこと，様々な職業や健康問題に応用できること，業務上の意思決定に役立つこと，実用的であることの4つが挙げられた。そして検討の結果，これまでに開発された測定用具の中で下記の測定用具を推薦している。

表3-1 健康問題一般に対応している生産性測定用具 (開発年次順)

| 測定用具名 | 筆頭著者, 発表年, 国名, [文献番号] | 質問項目数 | 思い出し期間 |
|---|---|---|---|
| Work Productivity and Activity Impairment (WPAI) | Reilly, 1993, USA [8] | 6 | 7 days |
| Health and Labour Questionnare (HLQ) | van Roijen, 1996, The Netherlands [9] | 30 | 2 weeks |
| Endicott Work Productivity Scale (EWPS) | Endicott, 1997, USA, [10] | 25 | 1 week |
| Quality and Quantity Method (QQ) | Brower, 1999, The Netherlands [11] | 2 | 1 day |
| Health and Work Questionnaire (HWQ) | Halpern, 2001, USA [12] | 24 | 1 week |
| Work Limitations Questionnaire (WLQ) | Lerner, 2001, USA [13] | 25 | 2 weeks |
| Stanford Presenteeism Scale (6-item version) (SPS-6) | Koopman, 2002, USA [14] | 6 | 1 month |
| Work Productivity Short Inventory (WPSI) | Goetzel, 2003, USA [15] | 22 | 2 weeks 3 months 12 months |
| Health and Work Performance Questionnaire (HPQ) | Kessler, 2003, USA [16] | 30 12 | 4 weeks |
| Health-Related Productivity Questionnaire Diary (HRPQ-D) | Kumar, 2003, USA [17] | 9 | Daily diary |
| Health and Work Questionnaire (HWQ) | Shikiar, 2004, USA [18] | 24 | 1 week |
| Stanford Presenteeism Scale (SPS) (13-item version) | Turpin, 2004, USA [19] | 13 | 4 weeks |
| Work Health Interview (WHI) | Stewart, 2004, USA [20] | 17 | 2 weeks |
| Valuation of Lost Productivity (VOLP) | Zhang, 2012, Canada [21] | 37 | 7 days |
| Work Functioning Impairment Scale (WFun) | Fujino, 2015, Japan [22] | 7 | 1 month |
| 8-Item Work Limitations Questionnaire (8-item WLQ) | Walker, 2016, USA [23] | 8 | 2 weeks |

・Health and Work Performance Questionnaire (HPQ)

・Stanford Presenteeism Scale (6-item version) (SPS-6)

・Work Limitations Questionnaire (WLQ)

・Work Productivity and Activity Impairment (WPAI)

・Employer Health Coalition (EHC) of Tampa Assessment Instrument

Lofland らは，12 の測定用具について検討した結果，WLQ，SPS，HPQ，EWPS については信頼性と妥当性が確認されているとした[25]。

Prasad らは，WPAI，WLQ，HPQ，EWPS，HWQ，HLQ について信頼性，妥当性，変化対応性，思い出し期間，対象者の負担度，使用可能範囲などから検討した結果，高い評価が得られたのは，WPAI とWLQ であった[26]。

Ospina らは，これまでに開発された測定用具の中から，生産性損失・減少を含んでいる 21 の測定用具について，妥当性（内容妥当性，構成概念妥当性，基準関連妥当性，併存的妥当性），信頼性（内容一致性，評価者間信頼性，テスト–リテスト信頼性），及び変化対応性に関して評価した。その結果，SPS-6，HWQ，EWPS が高い評価が得られた。しかし，基準関連妥当性についてはいずれも十分な検討ができなかった[27]。

## （2）健康問題一般に対応している主な測定用具

健康問題一般に対応している主な測定用具の中で，妥当性・信頼性などを検討した総説で評価が高く，かつこれまでよく用いられているものについて，その内容を紹介する。

### ① Work Limitations Questionnaire（WLQ）

WLQ は Lerner らによって開発され，2001 年に公表された論文で信頼性と妥当性が確認された[13]。これは「時間管理」（5 項目），「身体活動」（6 項目），「集中力・対人関係」（9 項目），「仕事の結果」（5 項目）という 4 つの下位尺度があり，25 問の質問項目から構成されている自記式の調査票である。過去 2 週間について，健康問題によって職務が遂行できなかった時間の割合や頻度を「常に支障があった」から「まったく支障はなかった」の 5 段階から選択して回答する。スコアの総点は 0 〜

100 で，高いほど支障が多くなる。

WLQ はこれまで骨関節症[28]，うつ病[29]，皮膚疾患[30]，腫瘍[31] などで，プレゼンティーイズムによる労働生産性の測定に用いられている。

WLQ は日本語版が井田らによって作成されているが，調査票は論文中には示されていない[32, 33]。Kono らは IT 企業の社員を対象として，WLQ 質問紙票を用いた調査を行った。因子分析の結果，下位尺度は Cognitive Demand と Physical Demand の 2 つが求められた[34]。WLQ の質問内容（英文）は Kono らの論文に掲載されている。

② Stanford Presenteeism Scale, 6-item version（SPS-6）

SPS-6 は Koopman らによって作成され，2002 年に公表された[14]。これは 6 項目の自記式質問票から成り，過去 1 ヵ月間の状態について，1 の「強く反対する」から 5 の「強く賛成する」という 5 点法のリッカート方式を用いている。6 項目の合計がプレゼンティーイズムスコアで，点数が高いほどプレゼンティーイズムによる労働生産性損失が高くなる。SPS-6 の質問内容は Koopman らの論文に掲載されている。

③ World Health Organization Health and Work Performance Questionnaire（HPQ）

HPQ はハーバード大学と WHO が協力して開発し，2003 年に発表され[16]，翌年には HPQ を用いて疾病が会社に与える間接費用を評価した論文を発表した[35]。

HPQ はプレゼンティーイズムによる労働生産性の他に，よく見られる健康障害の頻度と治療状況，欠勤，業務上の事故を調べるように作成された自記式質問票である。WHO のウェッブサイトには 4 種類の調査票（HPQ Employee Version, HPQ Short Form, HPQ Clinical Trials 7-Day Version, HPQ Clinical Trials 28-Day Version とスコアの計算方法に関する情報が掲載されている[36, 37]。

このうち，プレゼンティーイズムによる労働生産性と欠勤に関する質問だけで構成されるHPQ Short Formは日本語版が作成されており，WHOのホームページで見ることができる[38]。プレゼンティーイズムによる労働生産性については，最近4週間の業務上のパフォーマンスを0〜10ポイントのスケールで測定する。

④ Stanford Presenteeism Scale（SPS）

SPSはTurpinらによって作成され，2004年に公表された[19]。この論文には質問票が掲載されていないが，別の論文で質問内容を見ることができる[39]これは13の項目から構成される自記式質問票であるが，大きく4つの異なる内容が含まれている。

（a）一番の健康上の問題を抽出する

最初に，10種類の主な健康上の問題（アレルギー，関節炎・関節痛，気管支喘息，頚部腰背部痛，気管支炎・肺気腫，うつ病・不安症・感情障害，糖尿病，心疾患・循環器疾患，頭痛，胃腸障害）が最近4週間のうちにあったかどうかのチェックし，その中で一番の健康上の問題を選ぶ。

（b）労働障害指数（Work Impairment Score: WIS）を求める

次に，その一番の健康上の問題が最近4週間の仕事の生産性に影響した頻度を，10個の状況に関して，いつも（5点）から全然ない（1点）のリッカート形式で尋ね，その合計点を100点満点に換算し，それを労働障害指数として，影響の程度を推定する。

（c）労働生産性指数（Work Output Score: WOS）を求める

一番の健康上の問題だけを考慮すると，最近4週間の仕事中に，通常発揮できた生産性の何パーセントを発揮できたかを答えてもらう。

（d）失われた労働時間を求める

一番の健康上の問題によって，最近4週間に合計で何時間の労働時間が失われたと思うかを0〜40時間のうちから答えてもらう。

SPSは日本語版（案）が和田らによって作成されている。対象とする健康上の問題に関しては，わが国の受療率を考慮し，原著者の了解を得た上で眼疾患，皮膚疾患，聴力の低下を追加している。この日本語版（案）は論文の後に付録として掲載されている[40]。YamashitaらはSPSを日本語に訳し，信頼性と妥当性を検討した。健康上の問題に関しては，わが国の状況を反映して，肝機能障害，不眠，脂質異常が加えられている。しかし，この日本語版は論文には掲載されていない[41]。完全な質問紙での形式ではないが，SPS日本語版の質問項目の例が産業安全保健ハンドブックに掲載されている[42]。

⑤ Work Productivity and Activity Impairment（WPAI）questionnaire

WPAIはReillyらによって開発され，1993年に発表された論文で信頼性と妥当性が確かめられた[8]。質問は6項目で，現在就業しているかどうかの質問のほかの5項目では，過去7日間について健康問題で仕事を休んだ時間，健康問題以外で仕事を休んだ時間，働いた時間，健康問題で労働生産性に影響した程度，健康問題で仕事以外の日常活動に影響した程度を答えるようになっている。WPAIの使用に関する注意事項は下記のURL（A）で説明されており，使用に関する許可は不要となっているほか，使い方も解説が掲載されている。また，英語の質問紙は下記のURL（B）で公開されている。さらに疾患特異的なWPAIの質問紙に関しては，下記のURL（C）で公開されている。

（A）http://www.reillyassociate.net/WPAI_General.html

（B）http://www.reillyassociate.net/WPAI_GH.html

（C）http://www.reillyassociate.net/WPAI_SHP.html

⑥ Health and Work Questionnaire（HWQ）

HWQは健康問題一般に使用できる測定用具であるが，元々は喫煙と

生産性との関連を調べるためにHalpernらによって開発され，2001年に発表された論文で発表された[12]。この論文ではHWQの信頼性は確認されたが，妥当性については確認されなかった。その後，Halpernらと同じ研究グループの Shikiarらが2004年に発表した論文で妥当性が確認された。また，因子分析により生産性，集中力，上司との関係，苛立ち，業務上の満足，仕事以外の満足という6つの下位尺度が見出された。質問項目数は24で，思い出し期間は1週間である。Shikiarらの論文の付録に質問票が掲載されている[18]。

⑦ 日本版プレゼンティーイズム尺度

　荒木田らは海外で開発された測定用具の日本語訳では答えにくい質問があるなどの理由から，日本版プレゼンティーイズム尺度を開発した。質問項目数は7つで，思い出し期間は1ヵ月である。信頼性と妥当性の検討を実施し，日本版プレゼンティーイズム7項目の一定の妥当性と信頼性が確認できたとしている。この日本版の質問票は論文には掲載されていない[43]。

　藤野らは患者報告式アウトカム尺度の国際基準に沿ったプレゼンティーイズム調査票 WFun を開発し，妥当性を確認している[22, 44, 45]。これは質問数が7項目と少ないこと，労働機能障害だけを測定するため解釈が容易であること，回答パターンを分析する必要がないこと，健康情報を用いていないことなどから，職域で利用しやすい特徴を備えているとしている。日本語の調査票は論文には掲載されていない。

## （3）疾患特異的な測定用具

　特定の疾患に特異的なプレゼンティーイズム測定用具について，開発された年代順に測定用具名，それが発表された論文の筆頭著者名，発表年，国名，対象疾患，質問項目数，思い出し期間を表3-2に示す[46-61]。

　こうした測定用具についても開発された国の言語を用いた検討で信頼

32

表3-2 疾患特異的な生産性測定用具（開発年次順）

| 測定用具名 | 筆頭著者, 発表年, 国, [文献番号] | 対象疾患 | 質問項目数 | 思い出し期間 |
|---|---|---|---|---|
| Work Productivity and Activity Impairment Questionnaire in allergy-specific version（WPAI-AS） | Reilly, 1996, USA [46] | アレルギー | 9 | 7 days |
| Migraine Work and Productivity Loss Questionnaire（MWPLQ） | Lerner, 1999, USA [47] | 片頭痛 | 28 | 最近 |
| Migraine Disability Assessment（MIDAS）Questionnare | Stewart, 1999, USA [48] | 片頭痛 | 7 | 3ヵ月 |
| Work Productivity and Activity Impairment Questionnaire in gastro-esophageal reflux disease（WPAI-GERD） | Wahlqvist, 2002, Sweden [49] | 胃食道逆流症 | 6 | 7 days |
| RA Work Instability Scale（RA WIS） | Gilworth, 2003, UK [50] | 関節リウマチ | 23 | 記載なし |
| Work Productivity and Activity Impairment Questionnaire（WPAI-AS日本語版） | 奥田, 2003, 日本 [51] | アレルギー性鼻炎 | 9 | 7 days |
| Work Productivity and Activity Impairment-Chronic Hand Dermatitis questionnaire（WPAI-ChHD） | Reilly, 2003, USA [52] | 皮膚炎 | 6 | 7 days |
| Work Productivity and Activity Impairment Questionnaire-irritable bowel syndrome version（WPAI: IBS） | Reilly, 2004, USA [53] | 過敏性腸症候群 | 6 | 7 days |
| Workplace Activity Limitations Scale（WALS） | Gignac, 2004, Canada [54] | 関節炎 | 11 | 記載なし |
| Diabetes Productivity Measure（DPM） | Brod, 2006, USA [55] | 糖尿病 | 14 | 記載なし |
| Work Productivity and Activity Impairment Questionnaire in Crohn's Disease（WPAI: CD） | Reilly, 2008, USA [56] | クローン病 | 6 | 7 days |
| Work Productivity and Activity Impairment Questionnaire in Asthma（WPAI: Asthma） | Chen, 2008, USA [57] | 気管支喘息 | 9 | 7 days |
| Work Productivity Survey for Rheumatoid Arthritis（WPS-RA） | Osterhaus, 2009, USA [58] | 関節リウマチ | 4 | 1 month |
| Lam Employment Absence and Productivity Scale（LEAPS） | Lam, 2009, Canada [59] | うつ病 | 7 | 2 weeks |
| Work Productivity and Activity Impairment Questionnaire in ankylosing spondylitis（WPAI: SpA） | Reilly, 2010, USA [60] | 強直性脊椎炎 | 6 | 7 days |
| Single-Item Presenteeism Question（SIPQ） | Kigozi, 2014, UK [61] | 腰痛 | 1 | 30 days |

性と妥当性が確認されているが，ほとんどの論文では質問票の質問項目は論文の中には示されていない。わが国でこうした質問票を使う場合には，まず開発者に使用の許可を取った後に，日本語に訳して信頼性と妥当性を確認する必要がある。

### （4）単一質問を用いる測定用具

　健康状態や長期に亘る病気・障害の自己判定は単一質問で測定できることから，複数の質問から構成される測定用具よりも単一質問を用いる測定用具のほうが単純，簡潔で回答者の負担が少ないために回収率が高まって効率的である，解釈が容易であるという意見がある[62]。作業能力の評価においても単一質問が実用的で有用であるという研究論文が出されている[63]。

　プレゼンティーイズムに関する研究では，プレゼンティーイズムの発生率に関しては多くの研究で単一質問が用いられている。プレゼンティーイズムと生産性との関係についても，腰痛[61]，不眠[64]，アレルギー性鼻炎[65]の研究で単一質問を用いた研究が行われている。


## 3．経済的評価方法

　2015年までに出版された経済的評価に関する論文のシステマティックレビューによると，プレゼンティーイズムによる生産性損失を推定し，経済的評価を行った研究は多くはないという結果であった[66]。

　プレゼンティーイズムによる生産性損失が金銭的にどの程度の損失になるのかを求めるためには，各種の調査票から求めた生産性損失から損失労働時間を算出するステップと，求めた損失労働時間を用いて金銭的損失を求めるステップの2つがある[67]。

## （1）損失労働時間の算出

調査票から求めた生産性損失から損失労働時間を算出する方法が主な測定用具（WPAI, WLQ, HPQ, SPSなど）についてBrooksらの論文に示されている[67]。

## （2）損失労働時間の金銭的損失への変換方法

会社はプレゼンティーイズムによる生産性損失が金銭的にどの程度の損失になるのかに関心がある。損失労働時間から金銭的損失を求めるには，Human Capital Method（HCM：人的資本法），Friction Cost Method（FCM：摩擦費用法），Team Production Method（TPM：チーム生産法），Firm or Introspective Method（FIM：会社あるいは内省法）がある[67, 68]。人的資本法は他の3方法に比べて計算が簡単であるという長所があるため，これまでのところ，プレゼンティーイズムによる生産性損失を金銭的損失に変換する方法としては，主にこの方法が用いられている[67, 69]。他の3方法については実施上の課題が多いので，第10章「プレゼンティーイズム研究の課題」の項で触れる。

人的資本法は元々，欠勤の損失金額を求めるために用いられたものであるが，プレゼンティーイズムに応用されるようになった。

この方法では下記の式で損失金額を求める。

（プレゼンティーイズムによる欠勤相当の日数）×（平均日給）

プレゼンティーイズムによる欠勤相当の日数は，自己報告による出勤中の非生産的な時間または成果の減少率から求める。これまでの研究では，平均日給は使用できるデータによって対象者の給与，対象者の属する会社の平均給与，国民全体の平均給与などが用いられている[68]。

損失労働時間から金銭的損失を算出する方法についても，主な測定用具（WPAI, WLQ, HPQ, SPSなど）についてBrooksらの論文に示されている[67]。

## 文　献

1. Leineweber C, Westerlund H, Hagberg J, et al. Sickness presenteeism is more than an alternative to sickness absence: results from the population-based SLOSH study. Int Arch Occup Environ Health 2012; 85: 905-914.
2. Biron C, Brun JP, Ivers H, et al. At work but ill, psychosocial work environment and well-being determinants of presenteeism propensity. J Public Mental Health 2006; 5: 26-37.
3. Gerich J. Determinants of presenteeism prevalence and propensity: Two sides of the same coin? Arch Environ Occup Health 2016; 71: 189-198.
4. Johansson G, Lundberg I. Adjustment latitude and attendance requirements as determinants of sickness absence or attendance. Empirical tests of the illness flexibility model. Soc Sci Med 2004; 58: 1857-1868.
5. Rantanen I, Tuominen R. Relative magnitude of presenteeism and absenteeism and work-related factors affecting them among health care professionals. Int Arch Occup Environ Health 2011; 84: 225-230.
6. Robertson I, Leach D, Doerner N, et al. Poor health but not absent: prevalence, predictors, and outcome of presenteeism. J Occup Environ Med 2012; 54: 1344-1349.
7. Aronsson G, Gustafsson K, Dallner M. Sick, but yet at work. An empirical study of sickness presenteeism. J Epidemiol Community Health 2000; 54: 502-509.
8. Reilly MC, Zbrozek AS, Dukes EM. The validity and reproducibility of a work productivity and activity impairment instrument. PharmacoEcon 1993; 4: 353-365.
9. van Roijen L, Essink-Bot ML, Koopmanschap MA, et al. Labor and health status in economic evaluation of health care: The Health and Labor Questionnaire. Int J Technol Assess Health Care 1996; 12: 405-415.
10. Endicott J, Nee J. Endicott Work Productivity Scale (EWPS): A new measure to assess treatment effects. Psychopharmacol Bull 1997; 33: 13-16.
11. Brouwer WBF, Koopmanschap MA, Rutten FFH. Productivity losses without absence: measurement validation and empirical evidence. Health Policy 1999; 48: 13-27.
12. Halpern MT, Shikiar R, Rentz AM, et al. Impact of smoking on workplace

absenteeism and productivity. Tobacco Control 2001; 10: 233-238.

13. Lerner D, Amick III BC, Rogers WH, et al. The work limitations questionnaire. Med Care 2001; 39: 72-85.

14. Koopman C, Pelletier K, Murray JF, et al. Stanford presenteeism scale: health status and employee productivity. J Occup Environ Med 2002; 44: 14-20.

15. Goetzel RD, Ozminkowski RJ, Long SR. Development and reliability analysis of the work productivity short inventory (WPSI) instrument measuring employee health and productivity. J Occup Environ Med 2003; 45: 743-762.

16. Kessler RC, Barber C, Beck A, et al. The World Health Organization Health and Work Performance Questionnaire (HPQ). J Occup Environ Med 2003; 45: 156-174.

17. Kumar RN, Hass SL, Li JZ, et al. Validation of the health-related productivity questionnaire diary (HRPQ-D ) on a sample of patients with infectious mononucleosis: Results from a phase 1 multicenter clinical trial. J Occup Environ Med 2003; 45: 899-907.

18. Shikiar R, Halpern MT, Rentz AM, et al. Development of the Health and Work Questionnaire (HWQ): an instrument for assessing workplace productivity in relation to worker health. Work 2004; 22: 219-229.

19. Turpin RS, Ozminkowski RJ, Sharda CE, et al. Reliability and validity of the Stanford Presenteeism Scale. J Occup Environ Med 2004; 46: 1123-1133.

20. Stewart WF, Ricci JA, Laotta C, et al. Validation of the work and health interview. Pharmacoeconomics 2004; 22: 1127-1140.

21. Zhang W, Bansback N, Boonen A, et al. Development of a composite questionnaire, the valuation of lost productivity, to value productivity losses: Application in rheumatoid arthritis. Value Health 2012; 15: 46-54.

22. Fujino Y, Uehara M, Izumi H, et al. Development and validity of a work functioning impairment scale based on the Rasch model among Japanese workers. J Occup Health 2015; 57: 521-531.

23. Walker T, Tullar JM, Diamond PM, et al. Validity and reliability of the 8-item work limitations questionnaire. J Occup Rehabil 2016; DOI 10.1007/s10926-016-9687-5.

24. Loeppke R, Hymel PA, Lofland JH, et al. Health-related workplace productivity measurement: general and migraine-specific recommendations from

the ACOEM Expert Panel. J Occup Environ Med 2003; 45: 349-359.

25. Lofland JH, Pizzi L, Frick KD. A review of health-related workplace productivity loss instruments. Pharmacoeconomics 2004; 22: 165-184.

26. Prasad M, Wahlgvist P, Shikiar R, et al. A review of self-report instruments measuring health-related work productivity: a patient-reported outcomes perspective. Pharmacoeconomics 2004; 22: 225-244.

27. Ospina MB, Dennett L, Waye A, et al. A systematic review of measurement properties of instruments assessing presenteeism. Am J Manag Care 2015; 21: e171-e185.

28. Lerner D, Reed JI, Massarotti E, et al. The work limitations questionnaire's validity and reliability among patients with osteoarthritis. J Cli Epidemiol 2002; 55: 197-208.

29. Lerner D, Adler DA, Rogers WH, et al. Work performance of employees with depression: the impact of work stressors. Am J Health Promot 2010; 24: 205-213.

30. Schmitt JM, Ford DE. Work limitations and productivity loss are associated with health-related quality of life but not with clinical severity in patients with psoriasis. Dermatology 2006; 213: 102-110.

31. Feuerstein M, Hansen JA, Calvio LC, et al. Work productivity in brain tumor survivors. J Occup Environ Med 2007; 49: 803-811.

32. 井田浩正，中川和美，三浦昌子，他．Work Limitations Questionnaire 日本語版（WLQ-J）の開発：信頼性・妥当性の基礎的検討．産衛誌 2012; 54: 101-107.

33. 井田浩正，中川和美，田上明日香，他．複数企業の一般労働者を対象とした Work Limitations Questionnaire 日本語版（WLQ-J）の信頼性・妥当性の検討．産衛誌 2017; 59: 1-8.

34. Kono Y, Matsushima E, Uji M. Psychometric properties of the 25-item work limitations questionnaire in Japan. J Occup Environ Med 2014; 56: 184-188.

35. Kessler RC, Ames M, Hymel PA, et al. Using the World Health Organization Health and Work Performance Questionnaire (HPQ) to evaluate the indirect workplace costs of illness. J Occup Environ Med 2004; 46: S23-S37.

36. World Health Organization. World Health Organization Health and Work Performance Questionnaire. Available from URL: https://www.hcp.med.harvard.edu/hpq/info.php [Accessed 2017 Oct 23]

37. World Health Organization. World Health Organization Health and Work Performance Questionnaire. HPQ scoring documents: HPQ Short Form (Absenteeism and Presenteeism Questions and Scoring Rules. Available from URL: https://www.hcp.med.harvard.edu/hpq/ftpdir/absenteeism%20presenteeism%20scoring%20050107.pdf [Accessed 2017 Oct 23]

38. World Health Organization. World Health Organization Health and Work Performance Questionnaire. Translated versions of the HPQ survey: HPQ Short Form (Japanese). Available from URL: https://www.hcp.med.harvard.edu/hpq/ftpdir/HPQ%20Short%20Form_Japanese_final.pdf [Accessed 2017 Oct 23]

39. Collins JJ, Baase CM, Sharda CE, et al. The assessment of chronic health conditions on work performance, absence, and total economic impact for employers. J Occup Environ Med 2005; 47: 547-557.

40. 和田耕治，森山美緒，奈良井理恵，他．関東地区の事業場における慢性疾患による仕事の生産性への影響．産衛誌 2007; 49: 103-109.

41. Yamashita M, Arakida M. Reliability and validity of the Japanese version of the Stanford Presenteeism Scale in female employees at 2 Japanese enterprises. J Occup Health 2008; 50: 66-69.

42. 荒木田美香子．アブセンティーズムとプレゼンティーズム．小木和孝編集代表．産業安全保健ハンドブック．労働科学研究所 2013: 118-119.

43. 荒木田美香子，森晃爾，渡部瑞穂，他．日本版 Presenteeism 尺度の開発．厚生の指標 2016; 63: 6-12.

44. 藤野善久，久保達彦，上原正道，他．患者報告式アウトカム尺度の国際基準に沿ったプレゼンティーズム調査票 WFun の開発．産業医学ジャーナル 2017; 40: 55-60.

45. Makishima M, Fujino Y, Kubo T, et al. Validity and responsiveness of the work functioning impairment scale (WFun) in workers with pain due to musculoskeletal disorders. J Occup Health 2018; 60: 156-162.

46. Reilly MC, Tanner A, Meltzer EO. Work, classroom and activity impairment instruments: Validation studies in allergic rhinitis. Clin Drug Invest 1996; 11: 278-288.

47. Lerner DJ, Amick III BC, Malspeis S, et al. The migraine work and productivity loss questionnaire: Concepts and design. Quality Life Research 1999; 8: 699-710.

48. Stewart WF, Lipton RB, Whyte J, et al. An international study to assess reliability of the Migraine Disability Assessment（MIDAS）score. Neurology 1999; 53: 988-994.

49. Wahlqvist P, Carlsson J, Stalhammar NO, et al. Validity of a work productivity and activity impairment questionnaire for patients with symptoms of gastro-esophageal reflux disease（WPAI-GERD）: results form a cross-sectional study. Value Health 2002; 5: 106-113.

50. Gilworth G, Chamberlain MA, Harvey A, et al. Development of a work instability scale for rheumatoid arthritis. Arthritis Rheumatism 2003; 49: 349-354.

51. 奥田稔, Crawford B, Juniper E, et al. アレルギー性鼻炎・結膜炎QOL調査票（RQLQ）日本語版およびアレルギーによる作業能率の低下, 活動性障害調査票（WPAI-AS）日本語版の開発. アレルギー 2003; 52（補）; 70-86.

52. Reilly MC, Lavin PT, Kahler KH, et al. Validation of the dermatology life quality index and the work productivity and activity impairment – chronic hand dermatitis questionnaire in chronic hand dermatitis. J Am Acad Dermatol 2003; 48: 128-130.

53. Reilly MC, Bracco A, Ricci JF, et al. The validity and accuracy of the work productivity and activity impairment questionnaire – irritable bowel syndrome version（WPAI: IBS）. Aliment Pharmacol Ther 2004; 20: 459-467.

54. Gignac MAM, Badley EM, Lacaille D. Managing arthritis and employment: making arthritis-related work changes as a means of adaptation. Arthritis Rheumatism 2004; 51: 909-916.

55. Brod M, Skovlund SE, Wittrup-Jensen KU. Measuring the impact of diabetes through patient report of treatment satisfaction, productivity, and symptom experience. Qual Life Res 2006; 15: 481-491.

56. Reilly MC, Gerlier L, Brabant Y, et al. Validity, reliability, and responsiveness of the work productivity impairment questionnaire in Crohn's disease. Clin Ther 2008; 30: 393-404.

57. Chen H, Blanc PD, Hayden ML, et al. Assessing productivity loss and activity impairment in severe or difficult-to-treat asthma. Value Health 2008; 11: 231-239.

58. Osterhaus JT, Purcaru O, Richard L. Discriminant validity, responsiveness and reliability of the arthritis-specific work productivity survey（WPS-RA）.

Arthritis Research Therapy 2009; 11: R73.

59. Lam RW, Michalak EE, Yatham LN. A new clinical rating scale for work absence and productivity: validation in patients with major depressive disorder. BMC Psychiatry 2009; 9: 78.

60. Reilly MC, Gooch KL, Wong RL, et al. Validity, reliability and responsiveness of the work productivity impairment questionnaire in ankylosing spondylitis. Rheumatology 2010; 49: 812-819.

61. Kigozi J, Lewis M, Jowett S, et al. Construct validity and responsiveness of the single-item presenteeism question in patients with lower back pain for the measurement of presenteeism. Spine 2014; 39: 409-416.

62. Bowling A. Just one question: If one question works, why ask several? J Epidemiol Community Health 2005; 59: 342-345.

63. Ahlstrom L, Grimby-Ekman A, Hagberg M, et al. The work ability index and single-item question: associations with sick leave, symptoms, and health – a prospective study of women on long-term sick leave. Scand J Work Environ Health 2010; 36: 404-412.

64. Daley M, Morin CM, LeBlanc M, et al. The economic burden of insomnia: direct and indirect costs for individuals with insomnia symptoms, and good sleepers. Sleep 2009; 32: 55-64.

65. Hellgren J, Cervin A, Nordling S, et al. Allergic rhinitis and the common cold – high cost to society. Allergy 2010; 65: 776-783.

66. Kigozi J, Jowett S, Lewis M, et al. The estimation and inclusion of presenteeism costs in applied economic evaluation: A systematic review. Value Health 2017; 20: 496-506.

67. Brooks A, Hagen SE, Sathyanarayanan S, et al. Presenteeism: critical issues. J Occup Environ Med 2010; 52: 1055-1067.

68. Mattke S, Balakrishnan A, Bergamo G, et al. A review of methods to measure health-related productivity loss. Am J Maneged Care 2007; 13: 211-217.

69. Berger ML, Murray JF, Xu J, et al. Alternative valuations of work loss and productivity. J Occp Environ Med 2001; 43: 18-24.

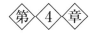

# 健康問題を持ちながら出勤する理由

　北欧でプレゼンティーイズムの研究が本格的に開始された大きな要因は，体調不良のときになぜ出勤せざるをえないのかということが研究者の問題意識として捉えられたことによる。そのため，体調不良のときに出勤する理由についての研究がかなり行われてきた。しかし，健康問題を持ちながら出勤するという場合，体調不良の状態で出勤する場合と，健康問題はあるがコントロールされていて体調不良とは感じていない状態で出勤する場合がある。これまでの研究では，この区別がなされないで論じられていることが多かった。しかし，プレゼンティーイズムの定義を体調不良状態での出勤としている論文以外では，研究対象者の体調不良の有無については殆どが不明である。従って，健康問題はあるがコントロールされていて体調不良とは感じていない状態で出勤している場合の影響については分かっていない。そこで，本章では体調不良のときの出勤と，体調不良については不明であるが何らかの健康問題を持ちながらの出勤に分けて，これまでの代表的な研究論文の内容を紹介する。

## 1．体調不良のときに出勤する理由

　体調が悪い状態でも出勤せざるを得ない理由については，これまでの

研究で様々な要因が関係していることが明らかにされてきており，これらの要因は個人的な要因と職場の要因に大別される。しかし，実際には，この2つの要因が複雑に影響しあって，体調が不良でも出勤するか，それとも欠勤するかが決まると考えられている[1-3]。

### （1）個人の要因

#### ① 同僚に負担をかけたくない

スウェーデン（686人）とノルウェー（722人）の労働者を対象とし，体調不良のときに出勤する理由に関する調査が行われた。ネガティブな理由5個，ポジティブな理由4個，どちらとも取れる理由2個，それ以外の理由1個の合計12個の選択肢の中から当てはまるものを複数回答で選んでもらった。その結果，両国とも，どちらともとれる理由の「同僚に負担をかけたくないから」という回答が最も多かった[4]。

#### ② 高い職業意識

ニュージーランドの医師と歯科医師1,806人を対象とし，オンラインで体調不良でも仕事を休まない理由を尋ねる研究が行われた。最も多かった理由は患者に対する義務感で，二番目は診療の予約をしているからという理由であった。これらはいずれも高い職業意識から生ずるものと思われる[5]。

ノルウェーとデンマークの老人ホームに勤務する看護助手を対象として，半構造的インタビューを用いてプレゼンティーイズムに関するフォーカスグループデスカッションが8回行われた。体調不良でも仕事を休まない理由として挙げられたのは居住者と同僚に対する義務感であった[6]。

#### ③ 断れない性格

スウェーデンで労働者3,096人を対象として，体調不良で出勤する理

由について質問紙を用いた調査が行われた。プレゼンティーイズムは過去12ヵ月間に体調不良で1回以上出勤した場合とした。個人的要因として，性，年齢，教育レベル，健康状態，仕事を頼まれて断れるか，家計が苦しいかという6つを挙げて，回答を求めた。職場の要因を入れた多変量解析の結果，他人からの頼みごとに断れない性格の持ち主では，そうでない人に比べて，1.55倍多く体調が悪い時でも出勤することが示された[1]。

④ 低収入

　前述の③のスウェーデンで行われた研究で，収入の低い人は高い人に比べて1.68倍多く体調不良でも出勤する人が多いことが示された。これは，欠勤により収入が減ることを避けるためと考えられた[1]。

⑤ 生活態度

　英国で5,071人の男性公務員を対象としてプレゼンティーイズムと冠動脈疾患の罹患率との関連を調べた研究で，体調不良を感じていても3年間，仕事を休まなかった労働者が17%いたことが分かった。このような人は，体調不良でも症状を無視する，医療機関を受診しないなどの生活態度であろうと考えられた[7]。

⑥ 家よりも職場

　デンマークで12,935人を対象として，体調不良のときに出勤する理由について質問紙を用いて調査した。プレゼンティーイズムは過去12ヵ月間に体調不良で1回以上出勤した場合とした。個人的要因として，性，年齢，健康状態，子どもの数，病気の配偶者の有無，家庭生活に満足しているか，職場よりも家にいるのがつらい，収入，仕事への打ち込み程度，欠勤への態度について尋ねた。職場の要因として，時間的プレッシャー，業務のコントロール度，同僚との関係，雇用の安定性を入れ

た多変量解析の結果，個人的要因の中で仕事への打ち込み度が高いことと共に，家にいるのがつらいという要因がプレゼンティーイズムと関係していることが示された。一般には職場よりも家のほうが休養できると思われているが，管理職や専門職の場合は家で何もしないよりは職場で創造的な仕事をするほうが楽しいと思う人がいること，女性労働者の中には家でこまごまとした家事をするよりも会社に行って仕事をしたほうが良いと思う人がいることが理由と考えられた[8]。

⑦ ポジティブな理由

前述の①のノルウェーとスウェーデンの調査で，「仕事が楽しいから」というポジティブな回答がかなり多かった。この回答を選んだのは収入の低い人に比べて高い人に多かった。ポジティブ，ネガティブのどちらとも取れる回答も多く，ネガティブな回答は多くなかった[4]。

## （2）職場の要因

### ① 従業員数不足

前述のスウェーデンの労働者3,096人を対象とした調査で，職場の要因として①休んだときに自分の仕事がどの程度残っているか，②仕事がうまくいくのに十分な人数がいるか，③業務上の相反する要求があるか，④仕事のペースを自分で決められるか，⑤業務量が多くて残業や持ち帰り仕事があるかの5つについて回答を求めた。個人的要因を入れた多変量解析の結果，職場の要因すべてがプレゼンティーイズムに関連していたが，要因の①②⑤は社員全体として行うべき業務量に対して，従業員数が不足していることによると考えられる[1]。

北欧4ヵ国（ノルウェー，スウェーデン，フィンランド，デンマーク）の高齢者介護施設に勤務する労働者2,447人を対象とした研究で，ストレスの程度とプレゼンティーイズムとの関係が調べられた。ストレスの程度は従業員不足の程度（0〜4）で表し，プレゼンティーイズムは過

去12ヵ月間に体調不良で1回以上出勤した場合とした。ストレスが1
の場合に比べて，4の場合はプレゼンティーイズムが4.1倍多かった[9]。
このストレスの程度は従業員不足の程度で求めているので，従業員不足
がプレゼンティーイズムの根本要因と思われる。

② 休みにくい休業制度

　フィンランドで725人の労働者をした研究で，診断書がなくても体調
不良のときには3日間休める制度がある場合は，休業する傾向のあるこ
とが示された[10]。逆に考えると，そのような制度がない場合には体調
不良でも出勤する場合が多いのではないかと推測される。

③ 低いリーダーシップ

　スウェーデンで5,141人を対象として行った断面研究で，リーダーシ
ップの定義として正直，公平，信頼，誠実を下位尺度とするIntegrity
という概念を用い，休業すべき健康状態のときに1年間に4回以上出勤
した状況をプレゼンティーイズムと定義して，リーダーシップとプレゼ
ンティーイズムとの関係が調べられた。その結果，ほとんどリーダーシ
ップが発揮されていないと思われている群はしばしば発揮すると思われ
ている群に比べてプレゼンティーイズムの発生率が約1.8倍多かった[11]。
　支援的なリーダーシップ行動（Supportive Leadership Behavior）とは，
困難な状況を解決する際にリーダーが積極的に関わり，部下との関係に
おいてオープン，正直，公平に接することをいう。ドイツで17,060人
の労働者を対象とした研究で，支援的なリーダーシップ行動とプレゼン
ティーイズムとの関係を調査した。プレゼンティーイズムの大きさは1
年間に体調不良のときに出勤した日数とした。その結果，支援的なリー
ダーシップ行動が1単位増加するとプレゼンティーイズムが0.31日減少
した[12]。

④ 雇用の不安定性

　韓国で 26,611 人の公務員を対象として，雇用契約の違い（無期契約か有期契約か）とプレゼンティーイズムとの関係が調べられた。プレゼンティーイズムは過去 12 ヵ月間に体調不良で出勤したことがある場合とした。有期契約を結んでいる労働者は無期契約の労働者よりも体調不良で出勤することが多かった（オッズ比 1.6）[13]。

　フィンランドの病院勤務者 4,851 人（男性 710 人，女性 4,141 人）を対象とし，雇用契約が有期契約から無期契約に変更した従業員の病気欠勤の状況が調査された。有期契約から無期契約に変更した従業員の病気による欠勤は，無期契約の従業員を 1 とした時に入職時には 0.5 であったが，無期契約になった 4 年後には 0.96 に増えた。病気欠勤の増加はプレゼンティーイズムの減少によるものと考えられることから，有期契約の時にはプレゼンティーイズムが多かったことが推測される[14]。

　有期契約のほうが体調不良でも出勤することが多いのは，雇用が不安定なために欠勤が多いと契約更新がされない，あるいは解雇されるのではないかという恐れを抱いているためと考えられ，雇用の不安定性が体調不良で出勤する要因の一つと考えられる。

　一方，雇用契約の違いではなく，主観的に雇用不安定性を感じている労働者の方が体調不良で出勤することが多いという研究もある。フィンランドで 18,454 人の公務員を対象として，雇用契約の違い（無期契約か有期契約か）及び主観的な雇用不安定性とプレゼンティーイズムとの関係が調べられた。プレゼンティーイズムは過去 12 ヵ月間に体調不良で出勤した場合とした。主観的な雇用不安定性は，解約，一次帰休，余剰人員解雇，他の業務への異動をどの程度感じるかを 5 段階で尋ねた。雇用不安定性を最も強く感じている労働者は低い労働者に比べて体調不良で出勤することが多かった（オッズ比 1.34 〜 1.49）。有期契約を結んでいる労働者は無期契約の労働者よりも体調不良で出勤することが少なかった（オッズ比 0.88）。その理由としては，無期契約の公務員の方が

出勤に対する要求度や職業倫理が高い，公務員で有期契約を結んでいる
看護師や教師は雇用の不安定性をあまり心配していないなどの理由が考
えられるとしている[15]。


## 2．健康問題を持ちながら出勤する理由

### （1）個人の要因

　健康問題を持ちながらも出勤する理由としては，生活の糧を得るとい
う経済的理由のほかに，生活が規則的になる，社会的支援が得られる，
という理由が挙げられている[16]。したがって，高血圧や糖尿病などの
慢性疾患で治療により健康状態が良好にコントロールされている場合に
は，多くの人は仕事に出かけることを選ぶであろう。治療の進歩によっ
て，寛解期には自覚症状がなくなっている関節リウマチの患者にとって
も，仕事をすることは自尊心を高め，経済的な独立性を保つ上でも仕事
に出て収入を得ることはとても重要である[17]。


### （2）職場の要因

　何らかの健康問題を持っていても体調不良がない労働者は，健康問題
のない労働者とほぼ同様の業務を与えられて出勤することになる。ただ，
健康問題の種類によっては，体調不良のない状態でも何らかの就労制限
がかかった状態で出勤する場合が多い。自覚症状はないが狭心症で冠動
脈にステントが入っている労働者や麻痺はないが脳梗塞を起こしたこと
がある労働者などには原則として海外勤務をさせないという方針の企業
もある。しかし，海外で特殊な技術を要する業務の場合には，そうした
病気を持っていても特殊な技術を有する労働者は海外勤務を命じられる
場合もある。

# 文　　献

1. Aronsson G, Gustafsson K. Sickness presenteeism: Prevalence, attendance-pressure factors, and an outline of a model for research. J Occup Environ Med 2005; 47: 958-966.
2. Baker-McClean D, Greasley K, Dale J, et al. Absence management and presenteeism: the pressures on employees to attend work and the impact of attendance on performance. Human Resource Manag J 2010; 20: 311-328.
3. Johns G. Presenteeism in the workplace: a review and research agenda. J Organ Behav 2010; 31: 519-542.
4. Johansen V, Aronsson G, Marklund S. Positive and negative reasons for sickness presenteeism in Norway and Sweden: a cross-sectional survey. BMJ Open 2014; 4: e004123.
5. Chambers C, Frampton C, Barclay M. Presenteeism in the New Zealand senior medical workforce – a mixed-methods analysis. NZMJ 2017; 130: 10-21.
6. Krane L, Larsen EL, Nielsen CV, et al. Attitudes towards sickness absence and sickness presenteeism in health and care sectors in Norway and Denmark: a qualitative study. BMC Public Health 2014; 14: 880.
7. Kivimaki M, Head J, Ferrie JE, et al. Working while ill as a risk factor for serious coronary events: The Whitehall II Study. Am J Public Health 2005; 95: 98-102.
8. Hansen CD, Andersen JH. Going ill to work – What personal circumstances, attitudes and work-related factors are associated with sickness presenteeism? Soc Sci Med 2008; 67: 956-964.
9. Elstad J, Vabo M. Job stress, sickness absence and sickness presenteeism in Nordic elderly care. Scand J Public Health 2008; 36: 467-474.
10. Bockerman P, Laukkanen E. What makes you work while you are sick? Evidence from a survey of workers. Eur J Public Health 2009; 20: 43-46.
11. Nyberg A, Westerlund H, Hanson LLM, et al. Managerial leadership is associated with self-reported sickness absence and sickness presenteeism among Swedish men and women. Scand J public Health 2008; 36: 803-811.
12. Schmid JA, Jarczok MN, Sonntag D, et al. Associations between supportive leadership behavior and the costs of absenteeism and presenteeism: An epidemiological and economic approach. J Occup Environ Med 2017; 59: 141-147.

13. Kim JY, Lee J, Muntaner C, et al. Who is working while sick? Nonstandard employment and its association with absenteeism and presenteeism in South Korea. Int Arch Occcup Environ Health 2016; 89: 1095-1101.

14. Virtanen M, Kivimaki M, Elovainio M, et al. From insecure to secure employment: changes in work, health, health related behaviors, and sickness absence. Occp Environ Med 2003; 60: 948-953.

15. Heponiemi T, Elovainio M, Pentti J, et al. Association of contractual and subjective job insecurity with sickness presenteeism among public sector employees. J Occup Environ Med 2010; 52: 830-835.

16. Sanderson K, Cocker F. Presenteeism: Implications and health risks. Australian Family Physician 2013; 42: 172-175.

17. Verstappen SMM. Rheumatoid arthritis and work: The impact of rheumatoid arthritis and presenteeism. Best Practice Research Clinical Rheumatology 2015; 29: 495-511.

# 健康問題を持ちながらの出勤の影響

∙∙∙∙∙∙∙∙∙∙∙∙∙∙∙∙∙∙∙∙∙∙∙∙∙∙∙∙∙∙∙∙∙∙∙∙∙∙∙∙∙∙∙∙∙∙∙∙∙∙∙∙∙∙∙∙∙∙∙∙∙∙∙∙∙∙

　健康問題を持ちながら出勤する影響を考える場合も，体調不良の状態で出勤する場合と，健康問題はあるがコントロールされていて体調不良とは感じていない状態での出勤を区別する必要がある。しかし，プレゼンティーイズムの定義を体調不良状態での出勤としている論文以外では，研究対象者の体調不良の有無については不明の場合が多い。従って，本章でも第4章と同じく，体調不良のときに出勤する場合と，体調不良については不明であるが何らかの健康康問題を持ちながら出勤する場合に分けて，代表的な論文を紹介する。

　プレゼンティーイズムが健康に及ぼす影響について2015年までに出版された12本の縦断研究のレビューによると，健康問題を持ちながらの出勤は将来の健康度の低下及び欠勤のリスク要因であることが多くの研究で示されている。しかし，プレゼンティーイズムの定義，思い出し期間，測定方法，統計手法などが各研究でまちまちであること，縦断研究は少ないことから，今後さらなる研究が必要であるとしている[1]。

## 1．体調不良のときに出勤する場合

### （1）健康への影響
#### ① 自覚的健康

　スウェーデンで 7,445 人の労働者を対象として，プレゼンティーイズムが将来の自覚的健康度を予測できるかどうかを目的とした縦断研究が行われた。プレゼンティーイズムの程度は過去 12 ヵ月間に体調不良にも拘わらず出勤した日数で表した。自覚的健康度は自分の健康状態をどのように感じているかを 1 問で尋ね，5 件法で回答を求めた。体調不良で 1 年間に 1 〜 7 日または 7 日以上出勤のある労働者は，ない労働者に比べて 2 年後の自覚的健康度のオッズ比がそれぞれ 1.96，5.95 であり，自覚的健康度が悪化していた[2]。

#### ② 身体的健康

　英国でプレゼンティーイズムと冠動脈疾患の罹患率との関連が調べられた。約 9 年間，5,071 人の男性公務員を追跡調査した研究によると，自分で元々あまり健康ではないと思っている労働者が体調不良でも休まないで仕事を続けると，適切に病気休業を取った労働者よりも冠動脈疾患の罹患率が約 2 倍高かった。その原因として，体調不良状態での出勤によるストレスの累積，急激なストレス負荷，体調不良でも医療機関を受診しないような生活態度が関係していると考えられた[3]。

#### ③ メンタルヘルス

　デンマークで公務員と一般労働者 1,271 人を対象とし，プレゼンティーイズムとうつ病との関連が研究された。プレゼンティーイズムの大きさは過去 12 ヵ月間に体調不良で出勤した回数を用いた。うつ病の有無は Major Depression Inventory（MDI）を用いて測定した。体調が不良でも出勤した回数が 8 回以上ある労働者は，ない労働者に比べると 2 年

後にうつ病に罹患するリスクが2.5倍高くなっていた。プレゼンティーイズムが多いとうつ病の罹患が増えるメカニズムとしては，仕事のパフォーマンスが低下するために上司や同僚との関係が悪化してストレスが高まるのではないか，睡眠不良，少ない身体活動，質の悪い食事などのうつ病発生と関連している生活習慣を有している為ではないか，などが考えられている[4]。

### （2）職場への影響
① 長期休業の増加

　デンマークで11,838人の一般労働者を対象としたコホート研究によると，病気で休むべき状態にも拘わらず1年間に6回以上出勤した労働者は，1回以下の労働者と比べて2年後に2ヵ月以上の長期休業を取る相対危険度が1.74と有意に高かった[5]。

　スウェーデンで公的機関に勤務する労働者3,757人，私企業に勤務する労働者2,485人を対象として行われたコホート研究で，体調不良で病気休業を取るべき健康状態にも拘わらず1年間に5回以上出勤した労働者は，1回以下の労働者と比べて2年後に30日を超す長期休業を取る相対危険度は公的機関に勤務する者で1.40，私企業に勤務する者で1.51という結果が得られた[6]。

　ベルギーの男性労働者1,372人，女性労働者1,611人を対象として行われたコホート研究で，体調不良で病気休業を取るべき健康状態にも関わらず1年間に5回以上出勤した労働者は，1回以下の労働者と比べて1年後に15日を超す長期休業を取る相対危険度は男性で2.73，女性で2.40という結果が得られた[7]。

② 作業能力の低下

　スウェーデンの保健医療関係者2,624人を対象にして，プレゼンティーイズムと作業能力との関連が調べられた。プレゼンティーイズムは病

気にも係わらず過去１年間に２回以上出勤した場合とした。作業能力は Work Ability Index を用いて調べた。プレゼンティーイズムのある群はない群に比べて，２年後の作業能力低下の相対危険度は 2.31 であった[8]。

### ③ 感染症の蔓延

インフルエンザの感染に関する 13 本の論文のレビューによると，職場で感染する割合は平均で 16％（範囲は 9 〜 33％）であった[9]。

ノルウェーで 1,015 人の医師を対象とした調査が行われた。過去１年間に 80％の医師が病気にかかった状態で勤務しており，48％が２回以上，病気で出勤していた。病気の 66％は感染性の疾患であり，その中で最も多かったのはインフルエンザで，次は呼吸器疾患であった。このような感染力の強い感染症にかかっていても多くの医師は診療業務に携わっていることから，医師のこうした行動は患者や病院のスタッフに病気をうつしてしまう危険性がある[10]。

米国の老人ホームでノロウイルスが原因の集団感染が発生したことが報告されている。原因はノロウイルスに感染した施設のスタッフが出勤して業務を継続したことであることが分かった。特にスタッフがノロウイルスなどの感染力が強い病原体に罹患した場合には，入所者に感染が広がるだけでなく，施設の多くのスタッフが感染して病院の機能が麻痺してしまう恐れがある[11]。

## ２．体調不良の有無は不明の場合

### （１）仕事や生活への影響

米国で 18 歳から 65 歳までの有権者から無作為に選んだ 3,396 人のうち，インタビューに応じた就業者 1,271 人を対象として，QOL とプレゼンティーイズムとの関係について調査が行われた。QOL に関する調査

票は標準化された幾つかの調査票をもとに作成された。プレゼンティーイズムは WHO の Health and Work Performance Questionnaire（HPQ）を用いて仕事の成果を測定した。QOL が高いほどプレゼンティーイズムによる生産性損失が少なく，仕事上のパフォーマンスが良好であったという結果が得られた[12]。

　米国で 40 歳以前に乳がんと診断されて治療を受け，再発がなくてフルタイムで就業している 13 人を対象として仕事への取り組み方についてインタビューによる調査が行われた。若いときにがんに罹ったことで，仕事は経済的な安定や保険が得られることに加えて，生きることの意味を与えてくれる仕事を続けたいという願望が強まった[13]。

## （2）職場への影響
### ① 労働生産性の低下

　Goetzel らは，5 つの大規模な調査研究の結果から，10 種類の疾患についてプレゼンティーイズムと欠勤による生産性損失の平均値を求めた[14]。プレゼンティーイズムによる労働生産性の損失に関しては，片頭痛が 20.5％で最も多く，心疾患が 6.8％で最も少なかった。欠勤による労働生産性の損失については，うつ病・精神疾患が 10.7％で最も多く，高血圧が 0.4％で最も少なかった。そして，どの疾患に関しても欠勤よりプレゼンティーイズムによる生産性損失の方が大きいことが示された。特に高血圧ではプレゼンティーイズムが欠勤の 17.3 倍，糖尿病では 14.3 倍と大きく，生産性損失に対するプレゼンティーイズムの重要性が示された。この 10 種類の疾患個々についてのプレゼンティーイズムとの関連およびこれら以外の疾患と労働生産性損失との関係については，第 6 章「疾患とプレゼンティーイズムとの関連」の項で検討する。

　わが国では，和田らが関東地区の事業場の労働者 544 名を対象とし，SPS を用いて慢性疾患による仕事の生産性への影響を調査した。労働障害指数が高かった疾患はうつ病と片頭痛・慢性頭痛であった[15]。

② 経済的損失

　大規模な 3 つの研究をまとめたレビューによると，総費用（医療費，薬剤費，欠勤，プレゼンティーイズム）に占めるプレゼンティーイズムの割合は多くの疾患において高いことが示された[16]。

　米国のダウケミカル社における研究では，労働者一人当たりの年間のコストは医療費 2,278 ドル，疾病休業 661 ドル，プレゼンティーイズム 6,721 ドルであり，プレゼンティーイズムが最も高かった。また，この結果を用いると，労務費総額に占める割合は医療費が 2.3％，疾病休業 1.0％，プレゼンティーイズム 6.8％で，プレゼンティーイズムが最も多かった[17]。

　わが国で製薬会社 4 社を対象とした研究では，労働者 1 人当たりの年間のコストは医療費 1,165 ドル，欠勤 520 ドル，プレゼンティーイズム 3,055 ドルで，プレゼンティーイズムが最も高かった。慢性疾患のうち，メンタルヘルス関連と筋疾患関連のコストが多かった[18]。

## 文　　献

1. Skagen K, Collins AM. The consequences of sickness presenteeism on health and wellbeing over time: A systematic review. Soc Sci Med 2016; 161: 169-177.
2. Taloyan M, Aronsson G, Leineweber C, et al. Sickness presenteeism predicts suboptimal self-rated health and sickness absence: A nationally representative study of the Swedish working population. PLoS One 2012; 7: e44721.
3. Kivimaki M, Head J, Ferrie JE, et al. Working while ill as a risk factor for serious coronary events: The Whitehall II Study. Am J Public Health 2005; 95: 98-102.
4. Conway PM, Hogh A, Rugulies R, et al. Is sickness presenteeism a risk factor for depression? A Danish 2-year follow-up study. J Occup Env Med 2014; 56: 595-603.

5. Hansen CD, Andersen JH. Sick at work – a risk factor for long-term sickness absence at a later date? J Epidemiol Community Health 2009; 63: 397-402.

6. Bergstrom G, Bodin L, Hagberg J, et al. Sickness presenteeism today, sickness absenteeism tomorrow? A prospective study on sickness presenteeism and future sickness absenteeism. J Occup Environ Med 2009; 51: 629-638.

7. Janssens H, Clays E, De Clercq B, et al. The relation between presenteeism and different types of future sickness absence. J Occup Health 2013; 55: 132-141.

8. Dellve L, Hadzibajramovic E, Ahlborg Jr G. Work attendance among healthcare workers: prevalence, incentives, and long-term consequences for health and performance. J Advanced Nursing 2011; 67: 1918-1929.

9. Edwards CH, Tomba GS, de Blasio BF. Influenza in workplaces: transmission, workers' adherence to sick leave advice and European sick leave recommendations. Eur J Public Health 2017; 26: 478-485.

10. Rosvold EO, Bjertness E. Physicians who do not take sick leave: hazardous heroes? Scand J Public Health 2001; 29: 71-75.

11. Widera E, Chang A, Chen H. Presenteeism: A public health hazard. J Gen Intern Med 2010; 25: 1244-1247.

12. Merchant J, Kelly KM, Burmeister LF, et al. A statewide survey of quality-of-life, prevention behaviors, and absenteeism and presenteeism. J Occup Environ Med 2014; 56: 686-699.

13. Raque-Bodgan TL, Hoffman MA, Ginter AC, et al. The work life and career development of young breast cancer survivors. J Couns Psychol 2015; 62: 655-669.

14. Goetzel RZ, Long SR, Ozminkowski RJ, et al. Health, absence, disability, and presenteeism cost estimates of certain physical and mental health conditions affecting U.S. employers. J Occup Environ Med 2004; 46: 398-412.

15. 和田耕治, 森山美緒, 奈良井理恵, 他. 関東地区の事業場における慢性疾患による仕事の生産性への影響. 産衛誌 2007; 49: 103-109.

16. Schultz AB, Chen CY, Edington DW. The cost and impact of health conditions on presenteesim to employers: A review of the literature. Pharmacoeconomics 2009; 27: 366-378.

17. Collins JJ, Baase CM, Sharda CE, et al. The assessment of chronic health conditions on work performance, absence, and total economic impact for em-

ployers. J Occup Environ Med 2005; 47: 547-557.

18. Nagata T, Mori K, Ohtani M, et al. Total health-related costs due to absenteeism, presenteeism, and medical and pharmaceutical expenses in Japanese employers. J Occup Environ Med 2018; 60: e273-e280.

# 疾患とプレゼンティーイズムとの関連

この章では，これからプレゼンティーイズムの研究に取り組もうとする研究者のために，特定の疾患とプレゼンティーイズムとの関連について，これまに行われた代表的な研究を取り上げて解説する。特定の疾患とプレゼンティーイズムとの関連についての研究は労働生産性（以下，生産性と略記する）に関して，生産性測定用具と生産性低下についての研究が多い。

測定用具については幾つかの疾患では疾患特異的な生産性測定用具が開発されているので，主な測定用具について解説する。

プレゼンティーイズムによる生産性低下については，原則として信頼性と妥当性が確認された測定用具を用いて生産性低下を測定した研究について紹介する。

多くの疾患でプレゼンティーイズムにより生産性が低下することが確認されているが，単に生産性低下の大きさを測って終わりにするのではなく，生産性低下の要因あるいは原因についても同時に検討している研究が望ましい。そうした点が明らかにされることにより，生産性低下を少なくすることを目指した介入プログラムの開発につながることが期待される。

## 1．片頭痛

### （1）測定用具

　Stewart らは片頭痛による生産性低下を測定する質問紙票（Migraine Disability Assessment（MIDAS）Questionnaire）を開発し，信頼性と妥当性を確認している[1-3]。これは5つの質問からなり，過去3ヵ月の間に頭痛のために出勤できなかった日数を答え，その合計日数を出すようになっている。追加の質問Aは頭痛の頻度，質問Bは頭痛の程度を尋ねる質問で，これらはMIDASスコアの計算には用いられない。この2つの質問は臨床医が治療方針を立てる際に参考になるようにという目的で加えられた。MIDAS Questionnaireは Iigaya らによって日本語に訳されて，信頼性と妥当性が確認されており，日本語のMIDAS質問票が論文中に示されている[4]。

　Lerner らも片頭痛による生産性低下を測定する質問紙票（Migraine Work and Productivity Loss Questionnaire（MWPLQ））を開発した[5]。これは直近の頭痛に関して28項目の質問に答える質問紙である。この論文では，信頼性と妥当性の検討はしていないが，28の質問項目内容が掲載されている。信頼性と妥当性は別の論文で確認されている[6]。

### （2）生産性低下

　米国で2,000世帯を対象に郵送法で片頭痛による生産性への影響が調べられた。12歳以上の43,527人のうち，29,727人から回答が得られた（回収率68.3％）。片頭痛の有病率は女性で18.2％，男性で6.5％であった。生産性低下はMIDAS質問票を用いて測定した。片頭痛のある者の31％が過去3ヵ月間に片頭痛で1日以上休み，51％が少なくとも生産性が50％低下した[7]。

## 2．うつ病

### （1）測定用具

　オーストラリアでうつ病に罹患しているコールセンターの従業員を対象とし，プレゼンティーイズムによる生産性低下の大きさの測定に関してWLQとSPS-6の感度を比較した研究によると，WLQの感度がSPS-6よりも高かったという結果が得られた[8]。

　Lam Employment Absence and Productivity Scale（LEAPS）は，うつ病による欠勤とプレゼンティーイズムによる生産性低下の測定を目的に開発された。質問項目数は10個あり，3項目が欠勤，7項目がプレゼンティーイズムに関連した質問である。質問票の掲載されているURLが論文の末尾に示されている[9]。

　気分障害によって引き起こされたプレゼンティーイズムによる生産性低下について研究した29の論文の中で使用された10種類の測定用具の使用状況を調べた研究がある[10]。

- ・Health and Labour Questionnaire（HLQ）
- ・Health and Work Performance Questionnaire（HPQ）
- ・Health and Work Questionnaire（HWQ）
- ・Work and Health Interview（WHI）
- ・Work Limitation Questionnaire（WLQ）
- ・Work Productivity and Activity Impairment（WPAI）
- ・Lam Employment Absence and Productivity Scale（LEAPS）
- ・Endicott Work Productivity Scale（EWPS）
- ・Sheehan Disability Scale（SDS）
- ・Stanford Presenteeism Scale（SPS）

最もよく使用されていた測定用具はSDS，WLQ，HPQであった。LEAPS，SDS，WLQを用いた研究では気分障害の重症度が高くなるほどプレゼンティーイズムによる生産性低下が大きいことが示された。

第6章　疾患とプレゼンティーイズムとの関連　61

## （2）生産性低下

うつ病患者とプレゼンティーイズムによる生産性低下との関連が示された とする研究は多いが，信頼性と妥当性の確認された測定用具を用いた研究は多くない。ここでは原則として信頼性と妥当性の確認された測定用具を用いて行われた研究を紹介する。

米国の一般労働者を対象とし，WLQ を用いて業務制限と生産性損失の大きさを測定した研究で，WLQ の4つの下位尺度（時間管理，身体活動，集中力・対人関係，仕事の結果）すべてにおいて，業務制限が対照群に比べてうつ病群の方が約2〜4倍大きいという結果が得られた。生産性損失もうつ病群が大きかった[11]。

8ヵ国（ブラジル，カナダ，中国，日本，韓国，メキシコ，南アフリカ，米国）の各国約1,000人を対象とし，WHO の HPQ を用いてうつ病と診断された社員のプレゼンティーイズムと欠勤による生産性損失を測定した研究によると，国によって欠勤，プレゼンティーイズム共に大きな違いはあるものの，どの国においても欠勤よりもプレゼンティーイズムの方が大きかった[12]。

質問紙法ではないが，Stewart らは，うつ病を有する社員219人を対象として電話によるインタビューで6項目の質問を行い，2週間前からの生産性損失を求めた。その6項目のうちの5項目（集中力を欠いた，仕事を繰り返してしまった，通常よりスローペースだった，疲労感を感じた，何もしなかった）に対して，5つの選択枝（常に，ほとんど，半分くらい，時々，ない）への回答を求めた。6項目は，職場に着いてから仕事を始めるまでの時間を尋ねた。こうした回答をもとに，生産性損失時間を求めた。その結果，プレゼンティーイズムによる生産性損失は1週間1人当たり4.6時間であった。1週間の労働時間を40時間とすると，生産性損失は11.5％となる[13]。

## 3．アレルギー性鼻炎

### （1）測定用具

Reilly らはアレルギー性疾患に特異的なプレゼンティーイズムの測定用具 Work Productivity and Activity Impairment in Allergic Specific Version（WPAI-AS）を開発した[14]。WPAI-AS の日本語版が奥田らによって作成された。妥当性と信頼性は確認されたとしており[15]，日本語版も掲載されている[16]。

### （2）生産性低下

スウェーデンで無作為に選ばれた 888 人の労働者を対象とした郵送法による断面調査が行われた。プレゼンティーイズムによる生産性低下は，最近のアレルギー性鼻炎または風邪の時期に生産性が 0 ～ 100％のどの程度であったかで評価した。その結果，プレゼンティーイズムによる生産性低下は平均して 22％で，1 人当たり年間 2.0 日の損失に相当した。人的資本法で金銭に換算すると，1 人当たり年間 241 ユーロの損失に相当した。生産性低下は気管支喘息の診断を受けている人で大きかったことから，アレルギー性鼻炎に対する治療だけでなく，気管支喘息に対する治療も合わせて行うことが重要であることが示唆された[17]。

英国で 1,000 人（そのうち労働者は 69.1％）のアレルギー性鼻炎患者をインターネットで募集し，プレゼンティーイズムによる生産性低下についての調査が行われた。生産性は WPAI を用い，インターネットを使って回答した。生産性が 50％以上低下した割合は，症状が軽度の群では 12.2％，中等度・高度の群では 32.8％であった。対象者の 90％以上が何らかの薬物治療を受けていたにもかかわらず，生産性低下が大きかったことから，新たな治療法の必要性が示唆された[18]。

## 4．気管支喘息

Chen らは気管支喘息患者のプレゼンティーイズムによる生産性損失を測定するために，アレルギー疾患に特異的なプレゼンティーイズムの測定用具 WPAI-AS を気管支喘息用に変更した WPAI: Asthma について検討した。WPAI: Asthma は WPAI-AS の質問文のアレルギーに関する用語をすべて気管支喘息に関する用語に変更したが，質問項目数は9項目で，思い出し期間は7日で WPAI-AS と同じにした。1,397人の労働者を対象とした調査で，中等度と重症の気管支喘息患者では生産性がそれぞれ14％，28％低下していたことが示された[19]。

## 5．高血圧

米国で2,216人の労働者を対象として，高血圧とプレゼンティーイズムによる生産性損失との関連が調べられた。降圧剤を服用しているか，血圧が140/90以上を高血圧と定義した。プレゼンティーイズムによる生産性損失は Work Health Questionnaire（WHQ）を用いて調べ，1,000人当たり1週間の損失労働時間として求めた。生産性損失は高血圧群，正常血圧群でそれぞれ872時間，566時間で，高血圧群は正常群に比べて，306時間多かった[20]。

## 6．胃食道逆流症

### （1）測定用具

Wahlqvist らは胃食道逆流症に特異的なプレゼンティーイズムの測定用具 Work Productivity and Activity Impairment in Gastro-Esophageal Reflux Disease（WPAI-GERD）を開発した[21, 22]。これは特定の疾患を対象としない包括的な測定用具である WPAI を元にして胃食道逆

流症を有する労働者のプレゼンティーイズムによる生産性測定に適する
ように一部を改変したものである。WPAIを選んだ理由として，WPAI
の質問項目数が少ないために臨床面で使いやすいこと，思い出し期間が
7日と短くてリコールバイアスが少ないこと，わずかの生産性損失も捕
らえることができること，信頼性と妥当性及び症状の変化に対応できて
いることを挙げている。

### （2）生産性低下

　胃食道逆流症の診断がついているか胃食道逆流の症状を有する労働者
を研究対象とし，生産性の減少を損失労働時間で求めている研究論文8
編を用いてシステマティックレビューが行われた[23]。胃食道逆流を有
する労働者の生産性損失は論文によってかなりの差があるが，6 ～ 42%
であり，そのうち6 ～ 40%はプレゼンティーイズムによるもので，欠
勤によるものは1%以下から7%であった。生産性損失は胃食道逆流に
よって睡眠障害を起こしている労働者に最も多く，適切な薬を服用して
いる労働者で最も少なかった。1週間の労働時間を40時間とすると，
労働時間の損失は1週間に2.4 ～ 16.6時間となり，米国の平均賃金に換
算すると62 ～ 430ドルの損失となった。

## 7．過敏性腸症候群

### （1）測定用具

　Reillyらは過敏性腸症候群に特異的なプレゼンティーイズムの測定用
具 Work Productivity and Activity Impairment questionnaire – irrita-
ble bowel syndrome version（WPAI: IBS）を開発した[24]。これは特定
の疾患を対象としない包括的な測定用具であるWPAIを元にして過敏
性腸症候群を有する労働者のプレゼンティーイズムによる生産性低下測
定に適するように一部を改変したものである。WPAI: IBSは6個の質

問からなり，思い出し期間は7日である。質問紙の内容は下記のURL
に示されている。

http://www.reillyassociate.net/WPAI_SHP.html

### （2）生産性低下

　米国の大手銀行に勤務する社員1,776人（Rome Ⅱ Criteriaで過敏性
腸症候群と判定された者720人，判定されなかった者1,056人）を対象
としてプレゼンティーイズムによる生産性の調査が行われた。生産性は
WPAI: IBSを用いて測定した。過敏性腸症候群の社員はそうでない社
員に比べて生産性が15%低かった[25]。

## 8．睡眠時無呼吸症候群

　カナダで睡眠時無呼吸症候群の仕事への影響に関する研究が行われ
た。対象者は一泊して睡眠ポリグラフ検査を受け，睡眠時無呼吸症候群
と診断された428人である。プレゼンティーイズムによる業務制限・生
産性低下はWork Limitations Questionnaire（WLQ）を用いて測定し
た。ブルーカラーワーカーでは軽症患者は重症患者に比べて，時間管理
（23.1%対43.8%）と集中力・対人関係（17.9%対33.0%）の制限が少な
かった。眠気との関係では，眠気の弱い人は強い人に比べて，時間管理
（19.7%対38.6%），集中力・対人関係（15.5%対36.0%）及び仕事の結
果（16.8%対36.0%）の制限が少なかった[26]。

## 9．関節リウマチ，関節炎

### （1）測定用具

　関節リウマチ，関節炎に特異的なプレゼンティーイズムの測定用具は，
開発年次順にRA Work Instability Scale（RA WIS），Workplace Activi-

ty Limitations Scale（WALS），Rheumatoid Arthritis-specific Work Productivity Survey（WPS-RA）の3種類がある。

RA Work Instability Scale（RA WIS）は Gilworth らによって 2003 年に開発された[27]。質問項目数は 23 で，yes=1, no=0 で点数をつける。RA WIS はリウマチ患者の身体的機能と業務要求度との不適合の程度，すなわち労働障害程度を知ることを目的に開発された。障害の程度が分かれば，それに応じた適切な業務内容と業務量を与えることができて離職防止に役立つのではないかと考えたからである。労働障害は低度（10未満），中等度（10 〜 17），高度（17 以上）の3段階で表される。

Workplace Activity Limitations Scale（WALS）は Gignac らによって 2004 年に開発された[28]。質問項目数は 11 で，通勤，職場内の移動，長時間の座業や立位作業，持ち上げ作業，手作業，腰や膝の曲げ伸ばし，急ぎの仕事などにどの程度の困難があるかを4点法（0 〜 3）のリッカート方式で尋ねる。

Rheumatoid Arthritis-specific Work Productivity Survey（WPS-RA）は仕事，家事，社会活動，余暇活動における支障程度を測定する目的で Osterhaus らによって 2009 年に開発された[29]。関節リウマチ患者は家事を行うことに支障をきたしたり，社会活動あるいは余暇活動に支障をきたしたりする場合が多い。治療の効果を判定する上では，業務上の生産性低下改善効果だけでなく，このような業務外活動の改善効果も評価できる測定用具が望ましいと考えたからである。WPS-RA の質問項目数は4つで，思い出し期間は1ヵ月である。

関節リウマチあるいは変形性関節症による労働生産性を評価するのに適した測定用具は何かを求めるために，WALS，SPS-6，EWPS，RA WIS，WLQ の5つについて信頼性，妥当性，応答性を検討した研究によると，WALS と RA WIS が比較的優れているという結果が得られた[30]。

関節リウマチのプレゼンティーイズムによる生産性評価に関する専門

家ワーキンググループがあらかじめ選んだWPS-RA，WPAI，HPQ，QQ の4つの測定用具について，関節リウマチのカンファランス参加者に投票で意見を求めたところ，WPS-RA と WPAI はそれぞれ72％，71％の支持が得られたが，HPQ と QQ は十分な支持が得られなかった[31]。

### （2）生産性低下

　オランダで関節リウマチを有する労働者62人と有しない労働者61人を対象とし，3種類の測定用具QQ，WPAI，HLQ を用いてプレゼンティーイズムによる生産性低下を検討した。その結果，どの測定用具を用いても関節リウマチを有する労働者は有しない労働者よりも生産性低下が大きかった[32]。

　カナダで関節炎を有する労働者212人を対象として，各種の測定用具を用いてプレゼンティーイズムによる生産性低下を測定すると共に，測定用具による生産性低下の大きさを比較した。用いた測定用具はHLQ，WLQ，HPQ，WPAI の4種類とした。2週間の平均的な損失時間は HLQ，WLQ，HPO，WPAI でそれぞれ1.6，4.0，13.5，14.2時間であった。このように包括的な測定用具によって生産性損失時間に大きな差異が見られたことから，関節炎に特異的な測定用具の開発が必要であるとしている[33]。

## 10.　糖尿病

### （1）測定用具

　Diabetes Productivity Measure（DPM）は糖尿病患者の治療に対する満足度，症状の具合，生産性障害を測定するために開発され，信頼性と妥当性が確認されている。質問項目数は全部で65あり，満足尺度は21項目，症状尺度は30項目，生産性尺度は14項目である。満足尺度には負担，効果，症状という3つの下位尺度がある。生産性尺度にはすべ

ての糖尿病患者を対象として生活生産性を測定するものと労働者だけを
対象として労働生産性を測定するものとがある[34]。

## （2）生産性低下
### ① 大規模研究
　米国で糖尿病を有する労働者のプレゼンティーイズムによる生産性低
下に関して行われた大規模な研究のレビューによると，プレゼンティー
イズムによる生産性損失は研究により1.9％〜21.8％と大きな開きがあ
り，平均では11.4％であった[35]。これは対象者の性・年齢分布の違い，
用いた生産性測定用具の違い，糖尿病合併症の有無や程度の違いなどに
よるものであろうとしている。

### ② 低血糖との関係
　米国で血糖降下薬の治療を受けている2型糖尿病を有する労働者の低
血糖とプレゼンティーイズムによる生産性低下との関係について調査が
行われた。この3ヵ月間に何らかの低血糖症状を経験した群を低血糖群
（1,688人），経験しない群を非低血糖群（2,552人）とした。プレゼンテ
ィーイズムによる生産性低下は低血糖症状によって仕事が障害されたパ
ーセントとした。生産性低下は非低血糖群で13.9％，低血糖群で21.3％
であった。低血糖症状経験者は再び低血糖になることを恐れて治療が中
断されることだけでなく，生産性も低下することが明らかになったこと
により，低血糖を起こさないような治療法の選択や低血糖の対処方法な
どに関する教育が重要になるだろうとしている[36]。

### ③ 疼痛性末梢神経障害との関係
　フランス，ドイツ，イタリア，英国の糖尿病を有する労働者（124人）
を対象として，糖尿病による疼痛性末梢神経障害とプレゼンティーイズ
ムによる生産性低下との関係についての調査が行われた。疼痛の強さは

Brief Pain Inventory-Short Form（BPI-SF）を用いて調べ，軽度，中等度，高度の3段階に分類した。生産性低下はWPAIを用いて調べた。生産性低下は軽度，中等度，高度の順に大きく，それぞれ21.0％，33.7％，60.5％であった。年間の1人当たり損失金額はそれぞれ8,266ドル，15,449ドル，24,300ドルで，その大部分はプレゼンティーイズムによるものであった[37]。


## 11. 肥満

### （1）肥満とプレゼンティーイズムの頻度との関係

　ベルギーの30歳から55歳の労働者2,983人を対象とした研究では，病気にも拘わらず過去1年間に2回以上出勤した場合をプレゼンティーイズムと定義して，肥満とプレゼンティーイズムの頻度との関係を男女別に求めた。BMIが18.5以上25未満を正常，25以上30未満を過体重，30以上を肥満とした場合，正常群と比較して男性では過体重群，肥満群のオッズ比はそれぞれ1.45，1.57と有意に高かったが，女性では有意差がなかった。この研究では病気欠勤の頻度と肥満との関係も求めており，男性では肥満度による差は見られなかったが，女性では過体重群，肥満群のオッズ比はそれぞれ1.75，1.71と有意に高かった。体調不良のときに男性は出勤するが，女性は出勤しないで休業する傾向にあるという結果であった[38]。

### （2）肥満と生産性との関係

　米国ケンタッキー州の8事業所から無作為に抽出した341人を対象とし，WLQを用いてプレゼンティーイズムによる生産性低下を測定した研究によると，BMIが35以上の高度肥満群ではWLQの4つの下位尺度（時間管理，身体活動，集中力・対人関係，仕事の成果）のすべてにおいて，BMIが35未満の群に比べて制限が大きいという結果が得られ

た。特に時間管理と身体活動において差が大きかった[39]。

　米国全土からコンピュータで無作為に選ばれた労働者6,894人を対象として，肥満とプレゼンティーイズムによる生産性低下との関連が調べられた。BMI30以上を肥満とした。プレゼンティーイズムによる生産性低下はWork and Health Interview（WHI）を用い，過去2週間の生産性損失時間を求めた。1週間の生産性損失時間の平均は非肥満群，肥満群それぞれ4.2時間，4.8時間であった[40]。


## 12. メタボリックシンドローム

　米国中西部にある大規模な製造企業の従業員4,188人を対象とし，WLQの簡易版（8項目）を用いてプレゼンティーイズムの頻度とメタボリックシンドロームとの関連が調べられた。メタボリックシンドロームは血圧，BMI，空腹時血糖，HDLコレステロール，中性脂肪の5つのリスク要因のうちいずれか3つ以上ある場合と定義した。リスク要因の数が増すごとにプレゼンティーイズムの頻度が増加し，メタボリックシンドロームのある群はない群に比べて頻度が多かった[41]。


## 13. 腰痛

### （1）測定用具
　Kigoziらは腰痛によるプレゼンティーイズム測定に関して，質問項目は1つ，思い出し期間は30日とした質問票は構成概念妥当性があり，反応性が良いことを報告している[42]。

### （2）プレゼンティーイズムの頻度
　イタリアで女性の看護師と看護助手174人を対象として腰痛によるプレゼンティーイズムの発生率が調べられた。腰痛はあるが1年間，腰痛

のために休業した日はなかった場合をプレゼンティーイズムと定義した。全体のプレゼンティーイズム発生率は58.2%で，看護師は67.5%，看護助手は36.4%で，看護師のほうが高い発生率であった。また，長時間の前かがみ姿勢がない人のほうが高い発生率であった[43]。

### （3）生産性低下

　日本人を対象としたインターネット調査で，過去に医師から慢性腰痛の診断を受けたことのある労働者155人を対象として腰痛の程度とプレゼンティーイズムによる生産性低下との関連が調べられた。腰痛の程度は軽度，中等度，高度の3段階で回答を求めた。プレゼンティーイズムによる生産性低下はWPAIを用いて調べた。腰痛が軽度，中等度，高度のそれぞれの生産性低下は17.8%，27.6%，42.9%で，腰痛の程度がひどくなるほど生産性低下が大きいという結果が得られた[44]。

## 14．がん

### （1）がん患者の就労

　離職や職場復帰の問題はプレゼンティーイズムと直接的な関係はないが，がんに関連した離職や職場復帰の場合は，間接的にはプレゼンティーイズムとの関係があると考えられるため，ここで略述する。

#### ① 離職

　主に欧米で研究された26の論文を用い，失業率についてがんに罹患した労働者とがんに罹っていない労働者との比較をしたメタアナリシスによると，乳がん，胃・大腸がん，女性の生殖器がんでは，がんに罹患した労働者のほうが高い失業率であったが，血液がん，前立腺がん，精巣がんでは差が見られなかった[45]。韓国の研究では，がん患者の47%〜53%が職を失った[46, 47]。

デンマークの研究で，がんに罹患した約 66,000 人の労働者とがんに罹っていない労働者約 320,000 人を 20 年間追跡した研究によると，失業に関連した要因は診断時の年齢が 50 ～ 60 歳，肉体労働，中等度の所得，最終学歴が職業訓練学校であった[48]。

② 職場復帰

　がんに罹患した労働者の職場復帰に関する要因について研究した 14 の論文のレビューによると，支援的でない職場環境，肉体労働，頭頸部がんが職場復帰を妨げる要因として挙げられた[49]。韓国の研究では，がん患者の復職の困難さに関係していた要因は女性，若年者と高齢者，低所得，血液がん，脳腫瘍，肺がん，肝臓がんであった[47]。

　がんに罹患した労働者の職場復帰には様々な要因が関連している。こうした要因を整理して作成されたがんと仕事モデルが提案されている。このモデルは健康状態，自覚症状，機能の状態，業務上の要求，作業環境，会社の方針・施策を含んでおり，予防や医療領域での介入プログラムを企画する際などに役立つことが期待されている[50]。

## （2）がんと生産性との関係

　米国の一般住民を対象としたインタビュー調査で得られたデータを用い，がんと診断されたことのある 1,823 人と，がんと診断されたことのない 5,469 人について，業務上何らかの制限があったかどうかの有無を尋ねる研究が行われた。前立腺がんについては非がんの対照群と比べて大きな違いは見られなかったが，5 年生存率の低いがんと多臓器がんでは対照群に比べて業務上制限のあった割合が多かった[51]。

　各種のがんとプレゼンティーイズムによる生産性低下との関係を調べたレビューによると，リンパ腫，乳がん，前立腺がん，精巣がん，胃・大腸がんでは，診断後 5 年未満ではがんを有する労働者の方が対照群よりも生産性が低かった[52]。

ノルウェーで，がんを有する労働者653人を対象として，診断後15
～39月に郵送法を用いたアンケートで業務の調整と業務能力に関する
研究が行われた。男性のがんは前立腺がんと精巣がんが主で，女性のが
んは乳がんと性器がんが主であった。業務能力は業務能力インデックス
を用いて調べた。業務調整で最も多かったのは1週間の労働時間の削減
であった。身体的あるいは精神的な業務能力が低下したと回答したのは
それぞれ31％と23％あったが，90％以上の人が与えられた仕事を上手
にこなしていると回答した。業務能力スコアは10点満点中8.6点であっ
た[53]。

## （3）生産性低下に関係する要因

　プレゼンティーイズムによる生産性低下に関連する要因についてのレ
ビュー文献によると，次のような研究結果が見られた。乳がん，リンパ
腫，脳腫瘍，精巣がん，前立腺がんでは高年齢，女性，低い教育レベル，
生活習慣（飲酒，睡眠不足），性格（神経質，問題解決への悲観的態度）
が生産性低下のリスク要因であった。乳がんでは非白人，未婚，収入が
生産性低下と関連していた。非特異的な合併症（疲労，疼痛，うつ状態，
不安，身体化，認識不全），特異的合併症（乳がん患者の顔面紅潮など），
重症ながん，化学療法，がん以外の慢性疾患の合併が仕事のパフォーマ
ンス低下の要因であった。同僚・上司からのサポートや組織へのコミッ
トメントが低いほど，心理的な要求や仕事のストレスが多いほど，職場
の雰囲気が悪いほど，仕事のパフォーマンスがより低下する要因であっ
た。仕事のタイプ（製造作業など），自営業，パートタイム勤務も生産
性低下と関連していた[52]。

## （4）各種がんとプレゼンティーイズム

① 乳がん

　欧米や韓国の研究では，乳がんの治療を受けた後で仕事をするとき，

業務への悪影響が最も大きい要因は疲労であった[54-56]。疲労と共に体のほてりも関連していた[57]。職場との関連では，上司からの支援の少なさも関連していた[58]。

わが国の病院の外来で抗がん剤治療をはじめて1コース受けた19人の乳がん患者を対象として，治療を受ける前と受けた後の生産性について，プレゼンティーイズムと欠勤とで比較する研究が行われた。プレゼンティーイズムによる生産性低下は Work Productivity and Activity Impairment Questionnaire General Health（WPAI-GH）を用いて測定した。プレゼンティーイズムによる生産性低下の平均値は33.7%で，欠勤による生産性低下の24.7%よりも大きかった。その原因は抗がん剤治療の副作用である悪心・嘔吐によるものであった。今後はこうした副作用の減少を目的とした抗がん剤治療の検討，抗がん剤治療を何回も受けた場合，患者の年齢，抗がん剤治療のタイプによる違いなどがどの程度プレゼンティーイズムによる生産性低下に影響するのかといった研究が必要であろうとしている[59]。

② 胃がん

韓国で胃がんの手術を受けた約400人とがんのない一般人約1,000人を対照群として比較した研究によると，非就労率はがん患者47%，対照群37%でがん患者が高かった。がん患者は対照群に比べて労働時間が短く，作業関連能力が低かった。非就労は高齢者，女性，胃全摘者に多かった[60]。

③ 大腸がん

米国で250人の大腸がんの職場復帰について調べた研究によると，89%が職場復帰した。しかし，そのうちの34%が復帰まで診断日から2ヵ月以上かかったが，その理由は化学療法を受けたためであった。職場復帰したうちの81%が診断後5年間就業していた[61]。

③ 女性の性器がん

米国で104人の女性性器がん患者の治療内容と業務との関連を調べた研究によると，放射線治療を受けた女性は肉体労働に制限があり，化学療法を受けた女性は分析的な仕事に制限が多い傾向にあった。職場復帰に際して会社の方針が役にたったと回答したのは29%だけであった[62]。

④ 脳腫瘍

米国でインターネットを用いた調査を行い，脳腫瘍の治療を受けた後に仕事をしている労働者（95人）と脳腫瘍やその他の重篤な疾患を有しない対照群（131人）を対象として，プレゼンティーイズムによる生産性低下を比較する研究が行われた。脳腫瘍群は悪性の脳腫瘍と診断され，手術，放射線，抗がん剤などの治療を受けてからフルタイムで働いている労働者とした。プレゼンティーイズムによる生産性の低下はWLQを用いて測定した。脳腫瘍群，対照群それぞれの生産性低下の平均は5.6，2.7で，脳腫瘍群が有意に大きかった。うつ症状，疲労感，認識力低下，睡眠不良，問題解決に対する否定的な対応が生産性の低下と関連していた。今後，こうした点に対する働きかけの効果を評価すべきであろうとしている[63]

## 15. 子宮内膜症

米国で子宮内膜症による症状がどの程度，仕事に影響するかという研究が行われた。対象者はインターネットで募集し，子宮内膜症の診断を受けている，過去4週間に子宮内膜症の症状があった，過去7日間に少なくとも1時間以上の仕事をしたという条件をすべて満たした18歳から49歳の810人とした。生産性はHealth-related Productivity Questionnaire（HRPQ）で測定した。子宮内膜症のある女性は1週間に5.3

時間の労働損失時間があった。労働損失時間は症状が重いほど多く，軽症では1.9時間であったが，重症では15.8時間であった[64]。


## 16. 皮膚科疾患

### （1）測定用具

　Reillyらは手の皮膚炎に特異的なプレゼンティーイズムの測定用具 Work Productivity and Activity Impairment – Chronic Hand Dermatitis questionnaire（WPAI-ChHD）を開発した[65]。これは特定の疾患を対象としない包括的な測定用具であるWPAIを元にして皮膚科疾患を有する労働者のプレゼンティーイズムによる生産性低下測定に適するように一部を改変したものである。質問項目数は6個で，思い出し期間は7日間である。


### （2）生産性低下

　米国でインターネットを用いた調査を行い，乾癬を有すると自己申告した労働者（201人）を対象として，プレゼンティーイズムによる生産性低下と健康関連QOLや病気の重症度との関連を調べた。対象者の96％は医師の診断を受けており，78％が週に35時間以上働いていた。健康関連QOLはDermatology Life Quality Index（DLQI）[66]を用いて調べた。プレゼンティーイズムによる生産性の低下はWLQを用いて測定した。生産性低下の平均値は7.6％であった。健康関連QOLの低下が中等度，高度の群は低度の群に比べてオッズ比がそれぞれ4.48，7.81と有意に大きかった。患者の健康関連QOLを改善することでプレゼンティーイズムによる生産性低下を改善できる可能性が示された[67]。

## 17. 体調不良

デンマークで体調不良時の出勤と職場のいじめとの関係についての横断研究と追跡研究が行われた。横断研究では60事業所のウェブサイトを通して研究に参加した28,653人を対象とし，追跡研究ではその中から2年後の調査に参加した1,331人を対象として解析した。体調不良時の出勤日数は「過去12ヵ月の間に体調不良にもかかわらず出勤したのは何日ですか」という単一質問で尋ねた。いじめについては，過去6ヵ月の間にいじめにあった頻度について尋ね，毎週または毎日あった場合を頻回とした。横断研究で健康関連の変数を含んだ多変量解析の結果，いじめが頻回あった群はなかった群と比較して体調不良時の出勤が1.73倍多かった。追跡研究で過去の体調不良時の出勤を調整変数に入れた多変量解析では，1.32倍であったが有意ではなかった。体調不良時の出勤と職場のいじめとの関連性は認められたが，因果関係については確認できなかった[68]。

### 文　献

1. Stewart WF, Lipton RB, Whyte J, et al. An international study to assess reliability of the Migraine Disability Assessment（MIDAS）score. Neurology 1999; 53: 988-994.
2. Stewart WF, Lipton RB, Kolodner KB, et al. Validity of the Migraine Disability Assessment（MIDAS）score in comparison to a diary-based measure in a population sample of migraine sufferers. Pain 2000; 88: 41-52.
3. Stewart WF, Lipton RB, Dowson AJ, et al. Development and testing of the Migraine Disability Assessment（MIDAS）questionnaire to assess headache-related disability. Neurology 2001; 56: S20-S28.
4. Iigaya M, Sakai F, Kolodner KB, et al. Reliability and validity of the Japanese migraine disability assessment（MIDAS）questionnaire. Headache 2003; 43: 343-352.

5. Lerner DJ, Amick III BC, Malspeis S, et al. The migraine work and productivity loss questionnaire: Concepts and design. Quality Life Research 1999; 8: 699-710.

6. Davies GM, Santanello N, Gerth W, et al. Validation of a migraine work and productivity loss questionnaire for use in migraine studies. Cephalalgia 1999; 19: 497-502.

7. Lipton RB, Stewart WF, Diamond S, et al. Prevalence and burden of migraine in the United States: data from the American Migraine Study II. Headache 2001; 41: 646-657.

8. Sanderson K, Tilse E, Nicholson J, et al. Which presenteeism measures are more sensitive to depression and anxiety? J Affective Disorders 2007; 101: 65-74.

9. Lam RW, Michalak EE, Yatham LN. A new clinical rating scale for work absence and productivity: validation in patients with major depressive disorder. BMC Psychiatry 2009; 9: 78.

10. Despiegel N, Danchenko N, Francois C, et al. The use and performance of productivity scales to evaluate presenteeism in mood disorders. Value Health 2012; 15: 1148-1161.

11. Lerner D, Adler DA, Rogers WH, et al. Work performance of employees with depression: the impact of work stressors. Am J Health Promot 2010; 24: 205-213.

12. Evans-Lacko S, Knapp M. Global patterns of workplace productivity for people with depression: absenteeism and presenteeism costs across eight diverse countries. Soc Psychiatry Psychiatr Epidemiol 2016; 51: 1525-1537.

13. Stewart WF, Ricci JA, Chee E, et al. Cost of lost productivity work time among US workers with depression. JAMA 2003; 289: 3135-3144.

14. Reilly MC, Tanner A, Meltzer EO. Work, classroom and activity impairment instruments: Validation studies in Allergic rhinitis. Clin Drug Invest 1996; 11: 278-288.

15. 奥田稔, Crawford B, Juniper E, 他 アレルギー性鼻炎・結膜炎QOL調査票 (RQLQ) 日本語版およびアレルギーによる作業能率の低下, 活動性障害調査票 (WPAI-AS) 日本語版の開発. アレルギー 2003; 52 (補); 70-86.

16. 奥田稔. アレルギー性鼻炎QOL調査票―その開発と利用. アレルギー 2003; 52 (補); 1-20.

17. Hellgren J, Cervin A, Nordling S, et al. Allergic rhinitis and the common cold – high cost to society. Allergy 2010; 65: 776-783.

18. Price D, Scadding G, Ryan D, et al. The hidden burden of adult allergic rhinitis: UK healthcare resource utilization survey. Clin Trans Allergy 2015; 5: 39.

19. Chen H, Blanc PD, Hayden ML, et al. Assessing productivity loss and activity impairment in severe or difficult-to-treat asthma. Value Health 2008; 11: 231-239.

20. Unmuessig V, Fishman PA, Vrijhoef HJM, et al. Association of controlled and uncontrolled hypertension with workplace productivity. J Clin Hypertens 2016; 18: 217-222.

21. Wahlqvist P, Carlsson J, Stalhammar NO, et al. Validity of a work productivity and activity impairment questionnaire for patients with symptoms of gastro-esophageal reflux disease (WPAI-GERD): results form a cross-sectional study. Value Health 2002; 5: 106-113.

22. Wahlqvist P, Guyatt GH, Armstrong D, et al. The work productivity and activity impairment questionnaire for patients with gastroesophageal reflux disease (WPAI-GERD): responsiveness to change and English language validation. Pharmacoeconomics 2007; 25: 385-396.

23. Wahlqvist P, Reilly MC, Barkun A. Systemic review: the impact of gastro-esophageal reflux disease on work productivity. Aliment Pharmacol Ther 2006; 24: 259-272.

24. Reilly MC, Bracco A, Ricci JF, et al. The validity and accuracy of the work productivity and activity impairment questionnaire – irritable bowel syndrome version (WPAI: IBS). Aliment Pharmacol Ther 2004; 20: 459-467.

25. Dean BB, Aguilar D, Barghout V, et al. Impairment in work productivity and health-related quality of life in patients with IBS. Am J Manag Care 2005; 11: S17-S26.

26. Mulgrew AT, Ryan CF, Fleetham JA, et al. The impact of obstructive sleep apnea and daytime sleepiness on work limitation. Sleep Medicine 2007; 9: 42-53.

27. Gilworth G, Chamberlain MA, Harvey A, et al. Development of a work instability scale for rheumatoid arthritis. Arthritis Rheumatism 2003; 49: 349-354.

28. Gignac MAM, Badley E, Lacaille D, et al. Managing arthritis and employment: making arthritis-related work changes as a means of adaptation. Arthritis Rheumatism 2004; 51: 909-916.

29. Osterhaus JT, Purcaru O, Richard L. Discriminant validity, responsiveness and reliability of the rheumatoid arthritis-specific work productivity survey (WPS-RA). Arthritis Research Therapy 2009; 11: R73.

30. Beaton DE, Tang K, Gignac MAM, et al. Reliability, validity, and responsiveness of five at-work productivity measures in patients with rheumatoid arthritis or osteoarthritis. Arthritis Care Res 2010; 62: 28-37.

31. Tang K, Boonen A, Verstappen SMM, et al. Worker productivity outcome measures: OMERACT filter evidence and agenda for future research. J Rheumatol 2014; 41: 165-176.

32. Braakman-Jansen LMA, Taal E, Kuper IH, et al. Productivity loss due to absenteeism and presenteeism by different instruments in patients with RA and subjects without RA. Rheumatology 2012; 51: 354-361.

33. Zhang W, Gignac MAM, Beaton D, et al. Productivity loss due to presenteeism among patients with arthritis: estimates from 4 instruments. J Rheumatol 2010; 37: 1805-1814.

34. Brod M, Skovlund SE, Wittrup-Jensen KU. Measuring the impact of diabetes through patient report of treatment satisfaction, productivity, and symptom experience. Qual Life Res 2006; 15: 481-491.

35. Goetzel RZ, Long SR, Ozminkowski RJ, et al. Health, absence, disability, and presenteeism cost estimates of certain physical and mental health conditions affecting U.S. employers. J Occup Environ Med 2004; 46: 398-412.

36. Lopez JMS, Annunziata K, Bailey RA, et al. Impact of hypoglycemia on patients with type 2 diabetes mellitus and their quality of life, work productivity, and medication adherence. Patient Preference Adherence 2014; 8: 683-692.

37. Taylor-Stokes G, Pike J, Sadosky A, et al. Association of patient-rated severity with other outcomes in patients with painful diabetic peripheral neuropathy. Diabetes Metab Syndrome Obesity: Targets Therapy 2011; 4: 401-408.

38. Janssens H, Clays E, Kittel F, et al. The association between body mass index class, sickness absence, and presenteeism. J Occup Environ Med 2012; 54: 604-609.

39. Gates DM, Succop P, Brehm BJ, et al. Obesity and presenteeism: the impact

of body mass index on workplace productivity. J Occup Environ Med 2008; 50: 39-45.

40. Ricci JA, Chee E. Lost productivity time associated with excess weight in the U.S. workforce. J Occup Environ Med 2005; 47: 1227-1234.

41. Schultz AB, Edington DW. Metabolic syndrome in a workplace: prevalence, co-mobidities, and economic impact. Metabolic Synd Related Disorders 2009; 7: 459-468.

42. Kigozi J, LewisM, Jowett S, et al. Construct validity and responsiveness of the single-item presenteeism question in patients with lower back pain for the measurement of presenteeism. Spine 2014; 39: 409-416.

43. d'Errico A, Viotti S, Baratti A, et al. Low back pain and associated presenteeism among hospital nursing staff. J Occup Health 2013; 55: 276-283.

44. Montgomery W, Vietri J, Shi J, et al. The relationship between pain severity and patient-reported outcomes among patients with chronic low back pain in Japan. J Pain Research 2016; 9: 337-344.

45. de Boer AGEM, Taskila T, Ojajarvi A, et al. Cancer survivors and unemployment: a meta-analysis and meta-regression. JAMA 2009; 301: 753-762.

46. Choi KS, Kim EJ, Lim JH, et al. Job loss and reemployment after a cancer diagnosis in Koreans – a prospective cohort study. Psycho-Oncology 2007; 16: 205-213.

47. Park JH, Park EC, Park JH, et al. Job loss and re-employment of cancer patients in Korean employees: a nationwide retrospective cohort study. J Clin Oncol 2008; 26: 1302-1309.

48. Carlsen K, Dalton SO, Diderichsen F, et al. Risk for unemployment of cancer survivors: A Danish cohort study. Eur J Cancer 2008; 44: 1866-1874.

49. Spelten ER, Sprangers MAJ, Verbeek J. Factors reported to influence the return to work of cancer survivors: a literature review. Psycho-oncology 2002; 11: 124-131.

50. Feuerstein M, Todd BL, Moskowitz MC, et al. Work in cancer survivors: a model for practice and research. J Cancer Surviv 2010; 4: 415-437.

51. Yabroff KR, Lawrence WF, Clauser S, et al. Burden of illness in cancer survivors: findings from a population-based national sample. J Natl Cancer Inst 2004; 96: 1322-1330.

52. Soejima T, Kamibeppu K. Are cancer survivors well-performing workers?

A systematic review. Asia-Pacific J Clinical Oncology 2016; 12: e383-e397.

53. Torp S, Nielsen RA, Gudbergsson SB, et al. Worksite adjustments and work ability among employed cancer survivors. Support Care Cancer 2012; 20: 2149-2156.

54. Hansen JA, Feuerstein M, Calvio LC, et al. Breast cancer survivors at work. J Occup Environ Med 2008; 50: 777-784.

55. Ahn E, Cho J, Shin DW, et al. Impact of breast cancer diagnosis and treatment on work-related life and factors affecting them. Breast Cancer Res Treat 2009; 116: 609-616.

56. Calvio L, Peugeot M, Bruns GL, et al. Measures of cognitive function and work in occupationally active breast cancer survivors. J Occup Environ Med 2010; 52: 219-227.

57. Lavigne JE, Griggs JJ, Tu XM, et al. Hot flashes, fatigue, treatment exposures and work productivity in breast cancer survivors. J Cancer Surviv 2008; 2: 296-302.

58. Carlsen K, Jensen AJ, Rugulies R, et al. Self-reported work ability in long-term breast cancer survivors. A population-based questionnaire study in Denmark. Acta Oncologica 2013; 52: 423-429.

59. Tachi T, Teramachi H, Tanaka K, et al. The impact of side effects from outpatient chemotherapy on presenteeism in breast cancer patients: a prospective analysis. Springer Plus 2016; 5: 327.

60. Lee MK, Lee KM, Bae JM, et al. Employment status and work-related difficulties in stomach cancer survivors compared with the general population. Br J Cancer 2008; 98: 708-715.

61. Sanchez KM, Richardson JL, Mason HRC. The return to work experiences of colorectal cancer survivors. AAOHN J 2004; 52: 500-510.

62. Nachreiner NM, Shanley R, Ghebre RG. Cancer and treatment effects on job task performance for gynecological cancer survivors. Work 2013; 46: 433-438.

63. Feuerstein M, Hansen JA, Calvio LC, et al. Work productivity in brain tumor survivors. J Occup Environ Med 2007; 49: 803-811.

64. Soliman AM, Coyne KS, Gries KS, et al. The effect of endometriosis symptoms on absenteeism and presenteeism in the workplace and at home. J Manag Care Spec Pharm 2017; 23: 745-754.

第6章 疾患とプレゼンティーイズムとの関連 83

65. Reilly MC, Lavin PT, Kahler KH, et al. Validation of the dermatology life quality index and the work productivity and activity impairment – chronic hand dermatitis questionnaire in chronic hand dermatitis. J Am Acad Dermatol 2003; 48: 128-130.
66. Finlay AY, Khan GK. Dermatology life quality index（DLQI）– a simple practical measure for routine clinical use. Clin Experimental Dermatology 1994; 19: 210-216.
67. Schmitt JM, Ford DE. Work limitations and productivity loss are associated with health-related quality of life but not with clinical severity in patients with psoriasis. Dermatology 2006; 213: 102-110.
68. Conway PM, Clausen T, Hansen AM, et al. Workplace bullying and sickness presenteeism: cross-sectional and prospective associations in a 2-year follow-up study. Int Arch Occup Environ Health 2016; 89: 103-114.

# 生活習慣とプレゼンティーイズムとの関連

　プレゼンティーイズムの本格的研究は sickness presenteeism の研究から始まったので，疾患とプレゼンティーイズムとの関連についての研究は多いが，生活習慣とプレゼンティーイズムとの関連についての研究はまだ少ない。生活習慣のうち，不適切な食事，身体活動の不足，喫煙，多量飲酒，高ストレスといった不適切な生活習慣は各種疾患のリスク要因であるので，こうした生活習慣に対して効果的な介入を行うことにより疾患の発生を予防できる可能性が大きい。また，疾患の発生予防だけでなく，良好な生活習慣とプレゼンティーイズムによる生産性低下との関連が示されれば，職域でのヘルスプロモーション活動の展開にとって有益な資料を提供できることになる。

　本書ではプレゼンティーイズムの定義として健康問題を持ちながら出勤するという定義を採用しているので，ここで紹介する研究は健康問題を持っている労働者だけを対象としていないため，厳密な意味では生活習慣とプレゼンティーイズムとの関連を研究しているとは言えない。今後は生活習慣とプレゼンティーイズムとの関連についての研究でも，健康問題を持ちながら出勤している労働者と健康問題を持っていない労働者を区別した研究が行われることを期待したい。

## 1．生活習慣全般

　オランダの49社の労働者1,700人（73％が何らかの疾患を有する）について，生活習慣と生産性低下との関連についての研究が行われた。適切な生活習慣は，身体活動：1日に少なくとも30分間身体活動をしている，果物・野菜の摂取：1週間のうち5日以上摂取している，喫煙：喫煙していない，飲酒：1週間に10グラス未満，で定義した。生産性低下はQQ法を用いて測定した。30％以上の生産性低下に関連していたのは，喫煙（オッズ比1.45），果物・野菜の摂取不足（オッズ比1.22）であった。身体活動と飲酒は生産性低下との関連が見られなかった[1]。

　米国で2,264人（高コレステロール47％，高血圧16％，糖尿病3％）を対象とした研究で，ヘルスリスクアセスメントを用いて調査した11の健康リスク要因（不適切な食事，少ない身体活動，喫煙，飲酒，やせ又は肥満，高ストレス，情緒的達成感欠如，健康診断未受診，高コレステロール，高血圧，糖尿病又は高血糖）とWork Productivity and Activity Impairment Questionnaire（General Health）（WPAI-GH）を用いて測定した生産性との関連が調べられた。その結果，少ない身体活動，高ストレス，情緒的達成感欠如が生産性低下と有意の関係にあることが認められた。また，リスク要因の数が多くなるほど，生産性損失が大きくなるという量反応関係も認められた。こうした結果から，職域ヘルスプロモーション活動を行うことによって，生産性低下が防げる可能性が出てきた[2]。

　約10年後に別の米国の研究者が17,089人（高中性脂肪27％，高コレステロール16％，高血圧20％，高血糖4％）を対象とした研究で，ヘルスリスクアセスメントを用いて調査した11の健康リスク要因（不適切な食事，少ない身体活動，喫煙，飲酒，肥満，感情的不健康，不安全行動，高コレステロール，高中性脂肪，高血圧，糖尿病又は高血糖）とWork Limitation Questionnaireを用いて測定した生産性との関連を調

べた。その結果，感情的不健康，少ない身体活動，喫煙，肥満が生産性低下と有意の関連があること，とりわけ肥満と感情的不健康に強い関連があることが認められた[3]。

　米国で 19,121 人の労働者を対象として，職域でウェルビーイング改善プログラムを実施し，1 年後に下記の 5 つのカテゴリーに分類された変更可能な 19 のウェルビーイングリスクと生産性との関連が調査された。

・健康行動リスク：不健康な食事，不適切な運動，喫煙，過度の飲酒，不安全行動
・身体的健康リスク：肥満，高血圧，高コレステロール，繰り返す痛み
・社会・感情的リスク：乏しい情緒的健康，弱い社会的支援
・仕事関連リスク：仕事不満足，仕事に力を発揮していない，上司とのまずい関係，悪い職場環境，ウェルビーイングを支援しない組織
・財政的な健康リスク：食品の余裕がない，住宅の余裕がない，健康管理の余裕がない

　生産性は欠勤に関しては HPQ を用い，プレゼンティーイズムに関しては Well-Being Assessment for Productivity（WBA-P）を用いて測定した。ウェルビーイングリスクが 5％減少すると，生産性減少が 2.38％減少した。この減少には先行研究で明らかにされていた健康行動リスク，身体的健康リスク，社会・感情的リスクのほかに仕事関連リスクと財政的な健康リスクも関与していたことから，今後の研究ではこの 2 つのリスクについてもさらに検討する必要があるとされた[4]。

## 2．身体活動

### （1）測定用具

　身体活動とプレゼンティーイズムの関連について研究する場合，プレゼンティーイズムの測定にどの測定用具を使うのが良いのかについて下記の8種類の測定用具が検討された。

- ・Endicott Work Productivity Scale（EWPS）
- ・Health and Labor Questionnaire（HLQ）
- ・The World Health Organization Health and Work Performance Questionnaire（HPQ）
- ・Health and Work Questionnaire（HWQ）
- ・Stanford Presenteeism Scale（SPS）
- ・Work Ability Index（WAI）
- ・Work Limitations Questionnaire（WLQ）
- ・Work Productivity Short Inventory（WPSI）

　評価方法としては，これらの測定用具が業務成績（完成度，効率，間違い，目標達成），身体的忍耐力（身体機能，活力），社会心理的健康（仕事満足度，情熱，業務ストレス対応力），社会的役割機能（時間管理，他人との関係，認識機能，集中力），欠勤という5つの要素をどの程度測定できるかについて検討した。その結果，HWQ，WAI，WLQという3種類の測定用具が身体活動とプレゼンティーイズムの関連の研究に最も適切であると評価された[5]。

### （2）生産性

　米国で大学に勤務する教職員 10,791 人を対象として身体活動とプレゼンティーイズムとの関連についての研究が行われた。身体活動は健康評価調査でストレッチ，エアロビクス，筋力トレーニング（筋トレ）について尋ねた。プレゼンティーイズムに関する質問は 8-item Work

Limitation Questionnaire（8-item WLQ）を用いた。年齢，慢性疾患，うつ又は不安，リスク要因で調整した多変量解析の結果，仕事の要求に応えられなかった時間（％）は，身体活動なし，ストレッチのみ，筋トレのみ，エアロビクスのみ，エアロビクス＋ストレッチ，エアロビクス＋筋トレ，エアロビクス＋ストレッチ＋筋トレの順に9.84，9.24，8.69，8.56，7.44，6.79，7.07となり，身体活動なしに比べて複数の身体活動を行った場合のほうが良い結果が得られた[6]。

## 3．喫煙

　米国で292人の労働者を対象として喫煙と生産性との関連に関する研究が行われた。生産性はHealth and Work Questionnaire（HWQ）を用いて測定した。他者（上司や同僚）による生産性の評価では，生産性は非喫煙者，前喫煙者，喫煙者の順に高く，有意差が見られた。自己評価と他者評価を合わせた生産性の総合評価でも上記の順に高く，有意に近かった。前喫煙者と喫煙者を他者評価によって比較すると，業務の効率，品質，業務量のすべてにおいて前喫煙者の方が高い傾向が見られた[7]。

文　　献

1. Robroek SJW, van den Berg TJ, Plat JF, et al. The role of obesity and life-style behaviours in a productive workforce. Occup Environ Med 2011; 68: 134-139.
2. Boles M, Pelletier B, Lynch W. The relationship between health risks and work productivity. J Occup Environ Med 2004; 46: 737-745.
3. Kirkham HS, Clark BL, Bolas CA, et al. Which modifiable health risks are associated with changes in productivity costs? Population Health Management 2015; 18: 30-38.
4. Shi Y, Sears LE, Coberley CR, et al. The association between modifiable well-being risks and productivity: A longitudinal study in pooled employer

sample. J Occup Environ Med 2013; 55: 353-364.

5. Brown HE, Burton N, Gilson ND, et al. Measuring presenteeism: Which questionnaire to use in physical activity research? J Physical Activity Health 2014; 11: 241-248.

6. Walker TJ, Tullar JM, Diamond PM, et al. The relation of combined aerobic and muscle-strengthening physical activity with presenteeism. J Physical Activity Health 2017; 14: 893-898.

7. Halpern MT, Shikiar R, Rentz AM, et al. Impact of smoking status on workplace absenteeism and productivity. Tobacco Control 2001; 10: 233-238.

# プレゼンティーイズムへの対応策

･･････････････････････････････････････････

　プレゼンティーイズムへの対応策としては，プレゼンティーイズムのネガティブな影響を除くための2つの対策，すなわち体調不良時の出勤を減らすための対策とプレゼンティーイズムによる生産性低下への対策に加えて，慢性疾患がコントロールされていて体調不良がない労働者が出勤して働けるためのポジティブな対策についても検討する必要がある。

## 1．体調不良時の出勤を減らす対策

### (1) 休みやすい制度

　米国で呼吸器系または胃腸系の感染症が1年間に2回以上蔓延した57ヵ所の老人ホーム（ケース）と629ヵ所の老人ホームから無作為に選ばれた114ヵ所の老人ホーム（コホート）を対象として，ケースコホートデザインを用い，感染症が蔓延した原因を調査した。ベッド数，スタッフ1人当たりの収容者数，個室の割合，公的施設かそれ以外の施設か，スタッフの有給病気休暇制度の有無，検査結果の毎日チェックの有無などを考慮した多変量解析の結果，有給病気休暇制度を有する施設の感染症蔓延の発生率が有意に少なかった[1]。

第8章　プレゼンティーイズムへの対応策　91

　米国の職場で，全従業員に対して有給の病気休暇制度がある場合，インフルエンザの時に1日追加して有給で休める場合，2日追加して有給で休める場合について，職場でのインフルエンザ感染がどの位減るかについて関連するデータを用いて推計した結果，減少率はそれぞれ6%，25%，39%であった[2]。

　このような結果は病気休暇制度があると休みやすいためにもたらされたと考えられるため，有給の病気休暇制度をつくることが重要と考えられた。

## （2）代替要員の確保

　欠勤した後で出勤した時に自分がすることになっていた業務が残っていて，それをやらざるを得ないような人では体調不良でも出勤することが示されている。また，体調が悪い状態でも出勤する理由として最も多かったのは，休んだ時に代わりにやってくれる人がいないという理由であった[3,4]。従って，休んだ時の業務を行ってくれる代替要員を確保することが体調不良時の出勤を減らすことにつながると考えられた。

## （3）安定した雇用形態

　非正規労働者は正規労働者に比べて体調不良でも出勤する割合が高いことが示されている[5]。正規労働者でも失業する恐れがあると感じている労働者はプレゼンティーイズムの状態になる人が多いという研究がある[6]。雇用が不安定なために，欠勤が多いと契約更新がされない，あるいは解雇されるのではないかという恐れを抱いているためと考えられる。従って，安定した雇用形態のもとで就業することができれば，体調不良時の出勤が減ると考えられた。

## （4）適切なマネジメント

　カナダで237人を対象として，プレゼンティーイズムと上司のサポー

トとの関係についての断面研究が行われた。傷病があるにも拘わらず過去12ヵ月間に何日仕事をしたかをプレゼンティーイズムの大きさと定義し，上司のサポートは2項目で評価した。上司のサポートはプレゼンティーイズムと負の相関関係を示し，サポートのある群でプレゼンティーイズムが小さいことが示された[4]。この結果から，適切なマネジメントが行われることによって，体調不良時の出勤が減ることが予想された。


## 2．生産性低下対策

### （1）職域ヘルスプロモーション

　2000年代に入ると，米国で以下のような理由から職域ヘルスプロモーションとプレゼンティーイズムとの関係が検討されるようになった[7]。

- ・今後益々中高年労働者の増加が予想されること
- ・プレゼンティーイズムによる生産性損失の大きさが企業に認識されるようになったこと
- ・企業間競争が益々激しくなる状況であること
- ・製薬企業がプレゼンティーイズムの改善に関心を抱くようになったこと
- ・信頼性・妥当性のあるプレゼンティーイズム測定用具が開発されたこと
- ・職域ヘルスプロモーションプログラムの評価が行われるようになったこと

　このような状況の中で，職域でのヘルスプロモーション活動がプレゼンティーイズムによる生産性低下を改善するためにどのようなことをすべきかについて，下記のような提言がなされている[7]。

- ・ヘルスリスクアセスメント（health risk assessment: HRA）を行う際にプレゼンティーイズムに関する質問を加える
- ・各人にHRAで指摘された慢性疾患に対するセルフケアガイドを配

る
- HRA で得られたプレゼンティーイズム関連のデータを介入プログラムの企画に用いる
- 健康情報発信の際にプレゼンティーイズムに関する記事を加える
- 健康に関する研修の際にプレゼンティーイズム対策を加える
- 主要な慢性疾患に対する対処方法を発信する
- プレゼンティーイズム対策に効果のあったプログラムに報奨を出す
- プレゼンティーイズム対策に関する企業の文化的規範を確立する
- プログラム評価の際にプレゼンティーイズム測定用具を用いて生産性を測定する

　職域ヘルスプロモーションプログラムがプレゼンティーイズムによる生産性低下の改善に効果が認められるのかどうかは，プレゼンティーイズム測定用具を用いて生産性を測定する必要があるが，2010 年までに発表された論文のシステマティックレビューによると，評価方法に関して下記の諸点を満たさない論文が多いことが指摘されている[8]。

- 選択バイアス：目的集団の 80％以上の参加率があること
- 研究デザイン：無作為化比較試験（randomized controlled trial: RCT）を用いていること
- 交絡：80％以上の交絡要因が調整されていること
- ブラインディング：評価者及び対象者が研究の目的を知らされていないこと
- データ収集方法：データ測定用具に妥当性と信頼性があること
- ドロップアウト：対象者の追跡率が 80％以上あること

　特にデータ収集方法に関して，妥当性と信頼性が確保されているプレゼンティーイズム測定用具を用いていない研究が多かったことから，この点に関する注意が必要であるとしている。

　各種の生活習慣改善を目的とした職域ヘルスプロモーションプログラムの効果に関する代表的な論文については，第 7 章「生活習慣とプレゼ

ンティーイズムとの関連」で記載している。

## （2）適切なマネジメント

　適切なマネジメントによってプレゼンティーイズムによる生産性損失の低下がもたらされたという介入研究は少なく，多くは断面研究である。そのため因果関係については断定できないが，適切なマネジメントによりプレゼンティーイズムによる生産性損失の低下がもたらされる可能性がある。その理由としては，次の２つが考えられている。１つ目は，部下との直接的な関係の中で上司の支援的な行動が部下のストレスを減らし，良い健康状態をもたらすのではないかという考えである[9]。２つ目は，上司が快適な環境，役割の明確さ，部下の成長の機会など働きやすい組織になるように配慮することによってストレスが減るためではないかという考えである[10]。

　ドイツで17,060人を対象として，プレゼンティーイズムによる生産性損失と適切なマネジメントとの関連についての断面研究が行われた。プレゼンティーイズムによる生産性損失は Work Ability Index を用いて測定した。困難な状況を解決する際にリーダーが積極的に関わり，部下との関係においてオープン，正直，公平に接するという支援的なリーダーシップ行動を適切なマネジメントとした。低い支援的なリーダーシップ行動を取っていると部下に評価された群では生産性損失が大きかった[11]。

　旭川市で地方公務員2,535人を対象として，プレゼンティーイズムによる生産性損失と適切なマネジメントとの関連についての断面研究が行われた。プレゼンティーイズムによる生産性損失は SPS-13 を用いて測定した。適切なマネジメントは職業性簡易ストレス調査票を用いて上司から部下へのサポート状況によって評価した。上司からのサポートが多かった群は少なかった群に比べてプレゼンティーイズムによる生産性損失が少なかった[12]。

## （3）薬物療法

　各種の疾患に対する薬物療法とプレゼンティーイズムによる生産性低下との関連については，これまでに2つのレビュー論文が出されている[13, 14]。そこではアレルギー，うつ病，片頭痛，気管支喘息，インフルエンザ，気管支炎，前立腺肥大症，糖尿病，感染症，消化不良，月経困難症が取り上げられた。アレルギー，うつ病，片頭痛，気管支喘息，インフルエンザに対する薬物療法については，生産性低下効果が認められた。個々の疾患に対する薬物療法の効果については第9章で取り上げる。


## 3．病気でも働ける対策

　治療によってコントロールされて体調不良がない状態の高血圧や糖尿病などの慢性疾患だけでなく，狭心症や心筋梗塞などでステント治療やバイパス手術を受けて自覚症状がない状態の心疾患，がんでも治療により治癒した場合や寛解状態で自覚症状がない場合など，多くの身体疾患において，必要に応じて時間外勤務禁止や制限等の就業制限を付けることにより，仕事をすることができる。適応障害，うつ病，発達障害などの精神的疾患においても，治療によって自覚症状が少なくなって精神状態が安定している場合にも，必要に応じて同様の就業制限を付けることにより，仕事ができる。

　病気が治療によってコントロールされて自覚症状がない状態でも，仕事の能率等は病気のない人に比べて低下している場合があるので，労働者を雇用する事業所側に，こうした労働者を受け入れる制度・体制が求められる。さらに病気で長期休業した労働者がスムーズに復帰できるための制度・体制も必要になる。

　わが国では治療と職業生活の両立支援をすすめるために，2016年に厚生労働省から「事業場における治療と職業生活の両立支援のためのガ

イドライン」が出された[15]。

## 文　献

1. Li J, Birkhead GS, Strogatz DS, et al. Impact of institution size, staffing patterns, and infectious control practices on communicable disease outbreaks in New York State nursing homes. Am J Epidemiol 1996; 143: 1042-1049.
2. Kumar S, Grefenstette JJ, Galloway D, et al. Policies to reduce influenza in the workplace: impact assessment using an agent-based model. Am J Public Healh 2013; 103: 1406-1411.
3. Aronsson G, Gustafsson K. Sickness presenteeism: Prevalence, attendance-pressure factors, and an outline of a model for research. J Occup Environ Med 2005; 47: 958-966.
4. Caverley N, Cunningham JB, MacGregor JN. Sickness presenteeism, sickness absenteeism, and health following restructuring in a public service organization. J Manag Studies 2007; 44: 304-319.
5. Kim JY, Lee J, Muntaner C, et al. Who is working while sick? Nonstandard employment and its association with absenteeism and presenteeism in South Korea. Int Arch Occcup Environ Health 2016; 89: 1095-1101.
6. Hansen CD, Andersen JH. Going ill to work – What personal circumstances, attitudes and work-related factors are associated with sickness presenteeism? Soc Sci Med 2008; 67: 956-964.
7. Chapman LS. Presenteeism and its role in worksite health promotion. Am J Health Prom 2005; 19 (suppl): 1-8.
8. Cancelliere C, Cassidy JD, Ammendolia C, et al. Are workplace health promotion programs effective at improving presenteeism in workers? a systematic review and best evidence synthesis of the literature. BMC Public Health 2011; 11: 395.
9. Schmidt B, Loerbroks A, Herr RM, et al. Association between supportive leadership and employees self-rated health in an occupational sample. Int J Behav Med 2014; 21: 750-756.
10. Nielsen K, Randall R, Yarker J, et al. The effects of transformational leadership on followers' perceived work characteristics and psychological well-be-

ing: a longitudinal study. Work Stress 2008; 22: 16-32.

11. Schmid JA, Jarczok MN, Sonntag D, et al. Association between supportive leadership behavior and the costs of absenteeism and presenteeism: An epidemiological and economic approach. J Occup Environ Med 2017; 59: 141-147.

12. Saijo Y, Yoshioka E, Nakagi Y, et al. Social support and its interrelationships with demand-control model factors on presenteeism and absenteeism in Japanese civil servants. Int Arch Occup Environ Health 2017; 90: 539-553.

13. Burton WN, Morrison A, Wertheimer AI. Pharmaceuticals and worker productivity loss: A critical review of the literature. J Occup Environ Med 2003; 45: 610-621.

14. Schultz AB, Chen CY, Edington DW. The cost and impact of health conditions on presenteesim to employers: A review of the literature. Pharmacoeconomics 2009; 27: 366-378.

15. 厚生労働省. 事業場における治療と職業生活の両立支援のためのガイドライン, 2016

# 疾患ごとのプレゼンティーイズム対策

　この章では第6章と同様に，これからプレゼンティーイズムの研究に取り組む研究者の参考にしていただく目的で，疾患毎にどのような対策が行われているかについて代表的な研究を紹介する。プレゼンティーイズム対策としては，疾患を有しながらも勤務できるようにする対策と，介入プログラムによってプレゼンティーイズムによる生産性損失の減少を図る対策がある。

## 1．片頭痛

　片頭痛に対するトリプタン治療でプレゼンティーイズムによる生産性損失の減少をもたらすことが6つの無作為化比較対照試験（RCT）で評価した研究のメタアナリシスで示されている。トリプタン治療により片頭痛の1回のアタックで生産性損失の減少は0.6時間であった[1]。
　トリプタンの生産性損失の減少効果は，片頭痛が中等度から高度の段階になってから開始するよりも軽度の段階から開始したほうが大きいことが示されている[2]。
　米国で行われたRCT研究で，片頭痛の発作時に対する治療だけでなく，発作の予防を目的とした薬物治療によってもプレゼンティーイズム

による生産性損失が減少することが示された。topiramate 100mg/ 日投与により，1 ～ 6 ヵ月間追跡した研究によると，比較対照群に比べて topiramate 投与群では 1 月あたりの生産性損失が有意に少なかった[3]。

## 2．うつ病

### （1）クリニックで行う介入

　米国でうつ病と診断された 326 人の社員を対象とした介入プログラムの効果について RCT を用いて検討された。対象者は介入を実施する 6 つのクリニックと介入を実施しない 6 つのクリニックに無作為に割り付けられた。介入プログラムはまず訓練を受けた医師とケアマネジャーが患者に電話あるいは直接面談して治療開始と治療継続の必要性を説明した。ケアマネジャーは患者の症状に応じて毎月あるいは 3 ヵ月ごとに患者に 10 ～ 15 分間の指導を 2 年間行った。生産性は 6，12，18，24 月にそれぞれの過去 2 週間について，患者が 0（全く達成できなかった）から 10（最高に達成できた）で判定した。介入群は対照群に比べて，生産性が 6.1% 多かった[4]。

### （2）電話での認知行動療法

　米国でうつ病と診断された 380 人の社員を対象とし，電話を用いて業務に焦点を合わせた認知行動療法を主体とした介入プログラムの効果について RCT を用いて検討された。介入プログラムでは修士レベルのカウンセラーが 2 週間毎に 50 分間の電話によるカウンセリングを 4 ヵ月間行った。対照群は内科医，精神科医，保健行動専門家，EAP（Employee Assistant Program：従業員支援プログラム）などに連絡するように勧められたが，直接的な介入は受けなかった。WLQ を用いて測定した生産性損失の改善率は対照群では 13% であったが，介入群では 44% で有意差が見られた[5]。

## 3．アレルギー性鼻炎，スギ花粉症

　アレルギー疾患を有する労働者の生産性が治療によりどの程度向上するのかを調べることを目的として，米国でカード会社に勤務する電話顧客サービス担当者1600人（9割が女性）を対象とした断面調査が行われた。回答した866人（回収率54％）のうち，花粉症，喘息，鼻アレルギーのいずれかを有すると回答したのは327人で，そのうちの256人は抗ヒスタミン薬（処方薬と市販薬のいずれか）を使用し，71人は治療薬を用いていなかった。生産性は受けた電話1件当たりの処理時間と対応できない時間を指標とするコンピュータ化した生産性測定システムを用いて行った。治療薬を用いている群は用いていない群に比べて生産性が7％高かったことから，治療の必要性が示された[6]。

　日本で季節性アレルギー鼻炎を有する206人（20〜55歳）を対象として，fexofenadine の治療により QOL と生産性が改善するかどうかについて RCT を用いた研究が行われた。対象者はスギ花粉特異的IgE テスト陽性，2年以上の杉花粉症状を有する，研究による治療開始日にくしゃみ，鼻汁，鼻閉，目のかゆみのうち2つ以上の症状を有し自覚症状総スコアが4以上の者とした。QOL は Rhinoconjunctivitis Quality of Life Questionnaire（RQLQ）を用い，生産性は WPAI-AS を用いて測定した。QOL は fexofenadine 投与群では対照群に比較して有意に改善し，労働障害は fexofenadine 投与群では5.5％減少したが，対照群では3.3％増加した[7]。

## 4．気管支喘息

　カナダの一般労働者で気管支喘息を有する300人を自覚症状と呼吸機能検査の結果でコントロールが良好な群（良好群），多少コントロールされている群（多少群），コントロールされていない群（なし群）の3

群に分け，プレゼンティーイズムと欠勤による生産性低下との関連が調べられた。生産性低下はWPAIと VOLPで測定した。1週間のプレゼンティーイズムによる生産性低下は良好群，多少群，なし群それぞれで2.6時間，4.8時間，7.6時間であった。性，年齢，社会経済的状態，学歴，居住地，医療保険の状態を調整した多変量解析の結果，良好群に対して多少群，なし群の生産性低下のオッズ比はそれぞれ2.03，3.41で有意であった。欠勤に関しては，3群の間で有意差はなかった。今後，費用効果分析などの経済的評価を行う際には，欠勤だけではなく，プレゼンティーイズムに注目すべきであろうと考察している[8]。

## 5．過敏性腸症候群

米国，欧州，南アメリカの18歳から65歳の女性でRome IIの診断基準を用いて過敏性腸症候群と判定された1,675人を対象として，tageserodがプレゼンティーイズムによる生産性の低下改善に効果があるかどうかを検討するために無作為割付を用いた研究が行われた。プレゼンティーイズムによる生産性はWPAI: IBSを用いて4週間後に測定した。tageserod投与群は対照群に比べてプレゼンティーイズムによる生産性低下が5.4％少なく，欠勤が2.6％少なく，両者を合わせると生産性は6.3％少なかった。1週間の労働時間を40時間とした場合，tageserod服用により労働時間損失が2.5時間少なくなった[9]。

## 6．睡眠時無呼吸症候群

カナダで睡眠時無呼吸症候群の患者に対するCPAP（持続陽圧呼吸）療法の仕事への影響に関する研究が行われた。対象者は1泊して睡眠ポリグラフ検査を受け，睡眠時無呼吸症候群と診断された428人のうち，2年間CPAP療法を行っている33人である。プレゼンティーイズムに

よる業務障害・生産性低下はWLQを用いて測定した。CPAP療法を行っている労働者のCPAP療法を行う前と2年後とを比較すると，時間管理（26％対9％），集中力・対人関係（16％対11％）及び仕事の結果（18％対10％）で2年後の制限が少なかった[10]。

## 7. 関節リウマチ

　リウマチ患者を対象として生物学的製剤を用いて治療した4つのRCTのレビューによると，プレゼンティーイズムによる生産性低下の改善が見られた[11]。以下にRCTで行われた代表的な研究を紹介する。

　欧米のリウマチ患者982人を対象とした多施設RCT研究で，プレゼンティーイズムによる生産性をWPS-RAを用いて測定し，certolizumab pegol（CZP）+ methotrexesate（MTX）投与群とplacebo + MTX投与群の生産性が調べられた。生産性が50％以上低下した日はCZP + MTX投与群が対照群に比べて，年間に29日少なかった[12]。

## 8. 糖尿病

　米国で2型糖尿病を有する労働者（2,074人）を対象として，経口糖尿病薬使用者の忍容性問題（低血糖，胃腸障害，頭痛）とプレゼンティーイズムによる生産性低下との関係が調べられた。忍容性は妥当性の認められた30項目のDiabetes Symptom Measureを用いて調べ，生産性低下はWPAIを用いて調べた。金銭的な損失は年齢と性別を考慮した時間給に損失時間数を掛けて求めた。プレゼンティーイズムによる生産性低下は忍容性の数が増えるほど大きかった。年間の1人当たり損失金額も忍容性の数が増えるほど大きく，その大部分はプレゼンティーイズムによる生産性損失によるものであった[13]。

## 9．がん

　オランダで乳がんと女性性器がんの患者 123 人を対象として RCT により介入の効果が調べられた。介入内容は患者教育，病院での支援，主治医と産業医とのコミュニケーションの改善，具体的な復職プランを作成するための産業医主催の患者と上司との打ち合わせとした。評価指標は 12 ヵ月後の復帰率，復帰までの期間，作業能力，生産性損失とした。復帰率は介入群 86％，対照群 83％で差がなかった。復帰までの平均日数も 194 日と 192 日で差がなかった。作業能力，生産性損失にも差がなかった。介入の効果がなかったことから，効果的な介入プログラムに関する研究の必要性が示された[14]。

　RCT を用いて行われた 44 の論文を用いて，運動プログラムによってがん患者の疲労が軽減されるかどうかについてのメタアナリシスが行われた。論文でプログラムの対象としたがんは乳がん 25 例，前立腺がん 4 例，リンパ腫 4 例，白血病 1 例，大腸がん 1 例，数種類のがん混合 9 例の合計 44 例であった。運動の強さは中等度〜強度で，運動の種類はウォーキング，自転車こぎ，タイチ（太極拳）やヨガ，筋力トレーニングであった。介入期間の平均は 11.5 週間，頻度は週に 3.5 日，1 回に 48.5 分であった。メタアナリシスの結果，中等度〜強度の筋力トレーニングプログラムが疲労の軽減に効果があることが確かめられた[15]。

　カナダでがんに罹患した労働者に対する会社の支援について人事部に所属する社員に対してアンケート調査が実施された。支援内容は医療機関受診時間に対して賃金を支払うこと，職場復帰に関する会議への参加要請，勤務時間削減であった。公共機関は私企業よりも 5 倍多く支援をしており，大企業は中小企業よりも 7 倍多く支援をしていた[16]。この研究では会社の支援とプレゼンティーイズムの関係については直接的には検討されていないが，このような支援によりがんに罹患した労働者が勤務しやすくなることが期待される。

がん患者で失業している労働者1,573人に対して米国州政府が行う各
種の職業訓練の効果が調べられた。対象者の57%が就職に成功したが，
43%は就職できなかった。女性，教育レベルの低い者，生活保護を受け
ている者は就職しにくかった。就職に役立ったと考えられる職業訓練の
内容はカウンセリング，各種のトレーニング，技術的なサービス，就職
先探しの支援などであった[17]。この研究でも職業訓練とプレゼンティ
ーイズムの関係については直接的には検討されていないが，このような
支援によりがんに罹患して失業している労働者の再就職に役立つことが
期待される。

## 文　　献

1. Burton WN, Morrison A, Wertheimer AI. Pharmaceuticals and worker pro-
   ductivity loss: A critical review of the literature. J Occup Environ Med 2003;
   45: 610-621.

2. Kwong WJ, Taylor FR, Adelman JU. The effect of early intervention with
   sumatriptan tablets on migraine-associated productivity loss. J Occup Envi-
   ron Med 2005; 47: 1167-1173.

3. Lofland JH, Gagne JJ, Pizzi LT, et al. Impact of topiramate migraine prophy-
   laxis on workplace productivity: results from two US randomized, dou-
   ble-blind, placebo-controlled, multicenter trials. J Occup Environ Med 2007;
   49: 252-257.

4. Rost K, Smith JL, Dickinson M. The effect of improving primary care depres-
   sion management of employee absenteeism and productivity: A randomized
   trial. Med Care 2004; 42: 1202-1210.

5. Lerner D, Adler DA, Rogers WH, et al. A randomized clinical trial of a tele-
   phone depression intervention to reduce employee presenteeism and absen-
   teeism. Psychiatr Serv 2015; 66: 570-577.

6. Burton WN, Conti DJ, Chen CY, et al. The impact of allergies and allergy
   treatment on worker productivity. J Occup Environ Med 2001; 43: 64-71.

7. Okubo K, Gotoh M, Shimada K, et al. Fexofenadine improves the quality of

life and work productivity in Japanese patients with seasonal allergic rhinitis during peak cedar pollinosis season. Int Arch Allergy Immunol 2005; 136: 148-154.

8. Sadatsafavi M, Rousseau R, Chen W, et al. The preventable burden of productivity loss due to suboptimal asthma control: a population-based study. Chest 2014; 145: 787-793.

9. Reilly MC, Barghout V, McBurney CR, et al. Effect of tegaserod on work and daily activity in irritable bowel syndrome with constipation. Aliment Pharmacol Ther 2005; 22: 373-380.

10. Mulgrew AT, Ryan CF, Fleetham JA, et al. The impact of obstructive sleep apnea and daytime sleepiness on work limitation. Sleep Medicine 2007; 9: 42-53.

11. Verstappen SMM. Rheumatoid arthritis and work: The impact of rheumatoid arthritis on absenteeism and presenteeism. Best Practice Research Clinical Rheumatology 2015; 29: 495-511.

12. Kavanaugh A, Smolen JS, Emery P, et al. Effect of certolizumab pegol with methotrexate on home and workplace productivity and social activities in patients with active rheumatoid arthritis. Arthritis Rheumatism 2009; 61: 1592-1600.

13. DiBonaventura M, Link C, Pollack MF, et al. The relationship between patient-reported tolerability issues with oral antidiabetic agents and work productivity among patients having Type 2 diabetes. J Occup Environ Med 2011; 53: 204-210.

14. Tamminga S, Verbeek JHAM, Bos MMEM, et al. Effectivenessof a hospital-based work support intervention for female cancer patients – A multi-centre randomized controlled trial. PLoS ONE 2013; 8: e63271.

15. Brown JC, Huedo-Medina TB, Pescatello LS, et al. Efficacy of exercise interventions in modulating cancer-related fatigue among adult cancer survivors: a meta-analysis. Cancer Epidemiol Biomarkers Prev 2011; 20: 123-133.

16. Nowrouzi B, Lightfoot N, Cote K, et al. Workplace support for employees with cancer. Current Oncology 2009; 16: 15-22.

17. Chan F, Strauser D, da Silva Cardoso E, et al. State vocational services and employment in cancer survivors. J Cnacer Surv 2008; 2: 169-178.

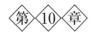

# プレゼンティーイズム研究の課題

　プレゼンティーイズムに関する本格的な研究が開始されたのは2000年頃からであり，研究の歴史は浅い。そのため，研究が進むにつれて，様々な課題が出されている。本章では，これまでに出された主な課題について解説する。

## 1．プレゼンティーイズムに関する理論の構築

　プレゼンティーイズムに関するこれまでの研究は理論に基づいていないものが殆どであるとして，Johnsは理論構築の重要性を指摘している[1]。彼はプレゼンティーイズムと欠勤に関するダイナミックモデルを示した上で，理論化に当たっては以下の点を考慮すべきであるとしている。

① プレゼンティーイズムに関する理論は健康の主観性を認識すべきである

　人々が自分自身の健康状態をどのように評価するかは本質的に主観的であるという認識が必要である。会社に対して自分が慢性疾患を持っていることを開示するかどうか，従事している仕事が健康にどのような影

響を及ぼすと思っているのかについては個人差があることを考慮すべきである。また，病気役割認識にも個人差があり，それが強い人は自分の行動を病気と結びつけ，体調が悪いときには無理をして出勤するよりも欠勤しやすい傾向があることなどを考慮すべきである。

② プレゼンティーイズムに関する理論は欠勤とプレゼンティーイズムの関係を説明すべきである

　プレゼンティーイズムに関する研究では，これまでによく研究されている欠勤に関する理論を利用していない。プレゼンティーイズムの研究者の中には，プレゼンティーイズムと欠勤との関係について，欠勤を減らす要因はプレゼンティーイズムを増やすと考える研究者がいる。しかし，デンマークにおける約13,000人の大規模な調査により，欠勤を取る回数の多い労働者ほどプレゼンティーイズムになる労働者が多いことが明らかにされた[2]。これは，この2つの現象が同一人の中で起こる同じ意思決定プロセスの結果であり，欠勤が多い労働者は体調が悪いときでも出勤してプレゼンティーイズムの状態になるであろうことを意味している。また，欠勤とプレゼンティーイズムの関係は労働者個人レベルだけでなく，会社レベルでもどのような関係になっているのかを研究すべきとしている。

③ プレゼンティーイズムに関する理論は雇用不安定理論を精緻化すべきである

　雇用が不安定だと欠勤が少なくなり，病気でも仕事に行くようになるという考えは分かりやすい。しかし，雇用の不安定性が増すと考えられる会社規模縮小や有期雇用では欠勤が増えるという研究がある。欠勤の多寡からプレゼンティーイズムの多寡が推測されているが，雇用の不安定とプレゼンティーイズムとの関係の研究では，プレゼンティーイズムを推測するのではなく，欠勤と出勤及び雇用の安定性を直接測定すべき

である。また，これまでは QOL 向上のために自ら不安定な有期雇用契約を選ぶことに関する研究はない。さらに，パートタイマーあるいは契約社員が替わりに仕事をするようになると，正社員であっても雇用が不安定化するような状況を無視している。

④ プレゼンティーイズムに関する理論は仕事に対する態度と経験を組み入れるべきである

　プレゼンティーイズムは仕事に対する態度や経験との関連があると考えられる。プレゼンティーイズムは欠勤することに対する保守的な態度と正の相関があること，仕事上のストレスや燃え尽きとも正の相関があること，仕事満足度と負の相関があることが示されている。仕事に対する態度は体調不良と関連して生産性低下につながり，仕事に不満足感を持つと病気の重さや欠勤との関連が強まると考えられる。

⑤ プレゼンティーイズムに関する理論は個性を組み入れるべきである

　真面目な人，仕事に対する倫理感が強い人，内的なヘルス・ローカス・オブ・コントロールの持ち主，仕事中毒の人，頼まれても NO と言えない人などは体調が悪いときでも出勤する傾向がある。これまでの研究ではプレゼンティーイズムに対するネガティブな見方が多いが，こうした個性と仕事に対する態度を組み合わせてプレゼンティーイズムの研究を行えば，真面目な人や仕事に満足している人による「良いプレゼンティーイズム」という概念につながると考えられる。体調が悪く，出勤しても生産性が低下するような状態でも，労働者本人や会社にとって，欠勤よりは良いのではないかと考えられるのではなかろうかとしている。

⑥ プレゼンティーイズムに関する理論は社会力学（social dynamics）に対応すべきである

　これまでのプレゼンティーイズムに関する研究は個人の病気との関連

が強調されすぎている。欠勤に関する多くの研究成果から言えることは，こうした見方は良くないと考えられる。特に研究が少ない分野が性別とプレゼンティーイズムとの関連で，女性と男性とではプレゼンティーイズムに関して色々な点で異なる研究結果が得られている。プレゼンティーイズムの行動は上司に自分がそこにいることをアピールする時間（face time）であるとし，典型的に男の行動とする考え方がある。風邪を引くと女性は欠勤する傾向があるが，男性は出勤する傾向がある。各種疾患の中でプレゼンティーイズムとの関連が最も強いのはうつ病と片頭痛であるが，こうした病気は男性よりも女性に多い。理論化に当たってはこのようなプレゼンティーイズムにおける性差について検討すべきである。

　体調不良あるいは病気のときに出勤した場合の同僚や顧客の反応についても検討する必要がある。チームワーク制などの相互依存的な仕事の仕方や対応の難しい顧客はプレゼンティーイズムを起こしやすいことが示されている。反対に，感染性のある病気に罹った同僚は出勤が歓迎されず，プレゼンティーイズムが起こりにくい。


## 2．プレゼンティーイズムの良い点に関する研究

　これまでのほとんどの研究はプレゼンティーイズムに対して否定的な見方を取っており，労働者個人あるいは会社に悪影響を与えているというものであった。こうした見方に対して，たとえ生産性が落ちても，多少の体調不良や病気で欠勤するよりも出勤したほうが労働者にとっても会社にとっても良い結果が得られるのではないかという考え方がある[1]。

　このような考え方の延長として，プレゼンティーイズムと欠勤の両者にポジティブとネガティブという考え方を導入して，両者の関係が動的であり，単純なものではないという考え方が出ている[3]。

　・Positive Presenteeism

業務量やスケジュールなどの調整により，病気で出勤しても十分に
貢献できる状態
・Negative Presenteeism
病気がありながら出勤していても，業務量やスケジュールなどの調
整が不十分で能力を発揮できなかったり，病気が悪化したりするよ
うな状態
・Positive Absenteeism
病気を治すために必要な期間の休業を取る状態
・Negative Absenteeism
病気だが不必要に長い休業を取る状態
　Negative Presenteeism の状態は，業務量やスケジュールの調整によ
り Positive Preesenteeism の状態に移すようにするか，病気の悪化が心
配されるような状態であればPositive Absenteeism に移行させるよう
な措置を取るようにすべきであろう。Negative Absenteeism の状態は，
適正な職場復帰制度を導入し，上司等のサポートを受けて Positive Pre-
senteeism の状態に移行させるようにすべきであろう。


## 3．生産性損失及び経済的損失測定の方法論

### （1）生産性損失の測定用具

　プレゼンティーイズムによる生産性損失の調査は思い出し法によるも
のが殆どである。思い出し期間が長いほど思い出すのが困難になってリ
コールバイアスが多くなるが，毎日データを取るなどの短すぎる調査で
は，データを取る対象者の負担が増す[4]。両者の兼ね合いから，思い出
し期間は１週間が適切であろうという調査[5]，４週間では長すぎ，１週
間では短すぎるため２週間が適切であるという調査[6]がある。主な測
定用具の思い出し期間に関しては，１週間から４週間までとかなりの幅
があり一定していないので，どの測定用具を用いるかによって，結果に

違いが出てくることは避けられない。

## （2）生産性損失から金銭的損失への変換方法

　プレゼンティーイズムによる生産性の低下が企業にどの程度の経済的負担となるかを求める方法論に関しては，生産性損失から金銭的損失を導く方法論に妥当性の確認されたものがないということから，かなりの批判的見方がある[7-9]。

### ① Human Capital Method（HCM）（人的資本法）

　Human Capital Method（HCM）（人的資本法）は欠勤による損失額を求める際によく用いられている方法であるが，得られる結果は実際の損失額ではなく潜在的な損失額であること，損失額を過大評価する傾向があるなどの弱点が指摘されている[7,9]。

### ② Friction Cost Method（FCM）（摩擦費用法）

　Friction Cost Method（FCM）（摩擦費用法）も欠勤による損失額を求めるための方法であり，損失を過大評価する傾向があるとされる人的資本法の短所を補うことを目的に考案された。欠勤の場合は下記の式で損失金額を求める[10,11]。

　　　（病気欠勤の労働者の交代者を雇うまでの日数）×（平均日給）

　この方法の長所は実際の損失額が求まる点である。短所としては，社員数に余裕がある場合には，新たな社員を雇う必要がない場合がある[9,12,13]。しかし，この方法を用いてプレゼンティーイズムによる損失額を求める適切な方法については更なる研究が必要とされている[14]。

### ③ Team Production Method（TPM）（チーム生産法）

　Team Production Method（TPM）（チーム生産法）も人的資本法の

112

弱点を補う目的で開発された。近年は1人で仕事をするだけでなく，チームとして仕事をすることがあるが，人的資本法や摩擦費用法ではこうした状況に対処できていない点を考慮した方法である。この方法では，チームにおける相互依存の点に注目して，従業員の交代可能性，チームにおける貢献度，時間的切迫度という3つの基準から，従業員毎の乗数を求める。たとえば，ファーストフード店の従業員のような比較的簡単な業務の場合の乗数を1.00として，生産性損失は実際の給与と等しくし，建設関係の技術者のような高度の業務の場合は大きい乗数に設定する[15, 16]。この方法の第一の欠点は，上記の3つの基準に従うと，非常に多くの乗数を作成しなければならない点である。第二の欠点は，乗数が個々の従業員レベルで決まるため，会社の業務内容を考慮していない点である。

④ Firm or Introspective Method（FIM）（会社あるいは内省法）

Firm or Introspective Method（FIM）（会社あるいは内省法）では生産性損失対策に用いる会社の費用はマネジャーの情報に基づいている[7, 9]。そのため，この方法はすべてのマネジャーが会社の生産性が健康関連の問題に影響を受けることを理解していると仮定している。この方法の長所はプレゼンティーイズムに関する個々の従業員のデータを必要としないことと，生産性損失対策に使う会社の費用は数量化が容易であることである。さらにこの方法はマネジャーが会社の生産性に関する問題点を少なくするような組織変革を起こすことを奨励している。欠点としては，多くの費用関連要因は捕らえどころがなく，概念化が困難であるという点がある。

このようなことから，多くの経営者がプレゼンティーイズム全般について疑問を投げかけるようになっていたり，プレゼンティーイズムの費用計算についてもトップマネジメントを説得できなくなっていたりすることから，経済界にプレゼンティーイズムに対する懐疑が広まってい

る[15]。こうした批判に対しては，実証的研究を積み重ねて，プレゼンティーイズムによる生産性損失及び経済的損失測定の方法論を確立すべきであろうという意見がある[7,9]。

## （3）英語圏以外で使用する場合

これまでに信頼性と妥当性が確認されて，使いやすさの点でも問題がないとされている測定用具はオランダで開発されたHealth and Labour Questionnaire（HLQ）以外はすべて米国とカナダという英語圏で開発されたものであり，設問が英語で書かれている。従って，英語圏以外でこうした測定用具を自国の言語に翻訳して用いようとした場合には，解決しなければならない課題がある[17]。第一の課題は，翻訳に際しての言語学的な問題を解決しなければならないことである。英語圏とは異なる文化を有する英語圏以外の言語に翻訳されたときに，設問の意味が英語版と同等である必要がある。そのためには，翻訳された他の言語から英語に翻訳して，意味的に元の英語に戻っているかというステップを経る必要がある。第二の課題は，翻訳された測定用具の信頼性と妥当性を自国での調査で得られたデータを用いて検討しなければならないことである。これは決して簡単なことではなく，自国で測定用具を開発する手順と同じ手順を経る必要があり，原著論文の作成に必要な技術とエネルギーを要する。

## 文　　献

1. Johns G. Presenteeism in the workplace: A review and research agenda. J Organiz Behav 2010; 31: 519-542.
2. Hansen CD, Andersen JH. Going ill to work – What personal circumstances, attitudes and work-related factors are associated with sickness presenteeism? Soc Sci Med 2008; 67: 956-964.
3. Garrow V. Presenteeism: A review of current thinking. Institute for Employ-

ment Studies 2016; Report 507: 1-84.
https://www.employment-studies.co.uk/system/files/resources/files/507_0.pdf (Accessed 2018 June 9)

4. Zhang W, Bansback N, Anis AH. Measuring and valuing productivity loss due to poor health: A critical review. Soc Sci Med 2011; 72: 185-192.

5. Reilly MC, Bracco A, Ricci JF, et al. The validity and accuracy of the work productivity and activity impairment questionnaire – irritable bowel syndrome version (WPAI: IBS). Aliment Pharmacol Ther 2004; 20: 459-467.

6. Stewart WF, Ricci JA, Chee E, et al. Lost productivity time and cost due to common pain conditions in the US workforce. JAMA 2003; 290: 2443-2454.

7. Mattke S, Balakrishnan A, Bergamo G, et al. A review of methods to measure health-related productivity loss. Am J Maneg Care 2007; 13: 211-217.

8. Schultz AB, Chen CY, Edington DW. The cost and impact of health conditions on presenteesim to employers: A review of the literature. Pharmacoeconomics 2009; 27: 365-378.

9. Brooks A, Hagen SE, Sathyanarayanan S, et al. Presenteeism: critical issues. J Occup Environ Med 2010; 52: 1055-1067.

10. Koopmanschap MA, Rutten FFH, van Ineveld BM, et al. The friction cost method for measuring indirect costs of disease. J Health Economics 1995; 14: 171-189.

11. Koopmanschap MA, Rutten FFH. A practical guide for calculating indirect costs of disease. PharamacoEconomics 1996; 10: 460-466.

12. Johannesson M, Karlsson G. The friction cost method: A comment. J Health Economics 1997; 16: 249-255.

13. Berger ML, Murray JF, Xu J, et al. Alternative valuations of work loss and productivity. J Occp Environ Med 2001; 43: 18-24.

14. Kigozi J, Jowett S, Lewis M, et al. Estimating productivity costs using the friction cost approach in practice. A systematic review. Eur J Health Econ 2016; 17: 31-44.

15. Nicholson S, Pauly MV, Polsky D, et al. Measuring the effects of work loss on productivity with team production. Health Econ 2006; 15: 111-123.

16. Pauly MV, Nicholson S, Polsky D, et al. Valuing reductions in on-the-job illness: 'presenteeism' from managerial and economic perspectives. Health Econ 2008; 17: 469-485.

第 10 章　プレゼンティーイズム研究の課題　115

17. Evans CJ. Health and work productivity assessment: State of the art or state of flux? J Occup Environ Med 2004; 46: S3-S11.

# プレゼンティーイズム研究のすすめ

## 1．研究の必要性

　プレゼンティーイズムに関する研究は欧米で始まったこともあり，これまでは殆どが西欧諸国で行われてきた。こうした国々とわが国とでは勤務制度や勤労意識などの国民性に違いがあるため，西欧諸国で行われた研究結果がわが国にも当てはまるかどうかは疑問である。そのため，わが国でプレゼンティーイズムに関する研究を行う必要性がある。

　わが国でもプレゼンティーイズムに関する実証的な研究が徐々に増えてきてはいるが，その数はまだ少ない現状である。しかも，これまでのわが国の研究では，プレゼンティーイズムの定義として「健康問題に関連した労働生産性低下」を採用しているものが多いため，研究領域が狭くなっている。従って，プレゼンティーイズムの定義として「健康問題を持ちながら出勤している状態」という定義を用いて，プレゼンティーイズムに関する幅広い領域の研究を行う必要がある。わが国で特にプレゼンティーイズムとしての研究が必要な理由として，病気を持つ労働者の増加，特にがんに罹患した労働者に対する施策として打ち出されてきた「事業場における治療と職業生活の両立支援」，そして，最近注目を浴びている「健康経営」が挙げられる。

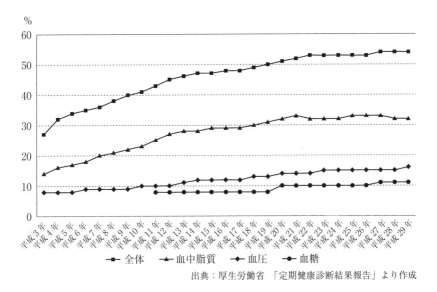

図 11-1　定期健康診断における有所見率の推移

## （1）治療と職業生活の両立支援

　わが国では今後益々病気を持ちながら働く労働者が増えることが予想される。

　その第一の理由は，今後益々高年齢労働者が増えると予想されていることである。高年齢労働者の増加要因としては，定年退職年齢を 65 歳とする会社が増えていること，少子化の影響を受けて若年労働者が減少して高年齢労働者に対する就労要請が増えたこと，いつまでも社会とのつながりを保ちたい・働くことを生きがいとする人が増えたことなどが挙げられる。多くの病気で年齢が上がるほど有病率が増えるために，高年齢労働者が増えれば病気を持ちながら働く労働者が増えることになる。図 11-1 は労働安全衛生法による定期健康診断における有所見率の推移を示す。近年は何らかの異常所見を有する労働者が半数を超すようになり，循環器疾患のリスク要因である血中脂質異常，高血圧，高血糖を示す労働者の割合が漸増している[1]。

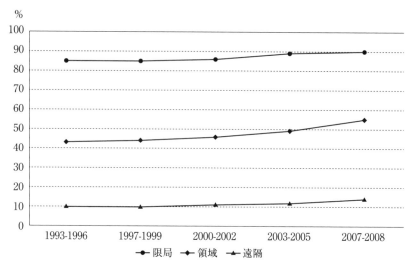

出典：2015 国立研究開発法人国立がん研究センターがん対策情報センター「がん登録・統計」より作成

図11-2　がんの5年相対生存率の推移

　第二の理由は，各種の病気の治療が進歩して病気になっても仕事を辞める必要が少なくなっていることである。治療法の進歩によって，病気になっても仕事を辞めなくても済むようになっている病気は多い。その筆頭はがんである。多くのがんにおいて5年相対生存率が高まっており，早期がんに限れば5年相対生存率が約90％と高くなっている（図11-2）[2]。そして，がんに罹患した人でも，治療後に職場復帰を希望する人が多い。東京都が実施した調査によると，がんに罹患した労働者の約8割が就労継続の意向を示した[3]。脳梗塞も発症後すぐに血栓溶解剤の治療を受ければ，業務に支障の出るような麻痺は出ないで済むことが多い。狭心症は冠動脈に対する血管内治療やバイパス手術を受ければ仕事を辞める必要がなくなることが多い。糖尿病が増えて，その合併症である腎不全になっても，血液透析を受ければ仕事を続けられる。
　第三の理由は，うつ病や職場不適応などの精神疾患の増加である。厚

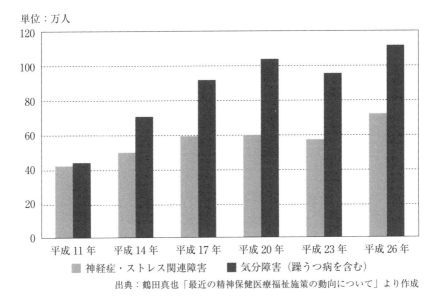

出典：鶴田真也「最近の精神保健医療福祉施策の動向について」より作成

図11-3 気分障害，神経症・ストレス関連障害患者数の推移

生労働省が実施した労働安全衛生調査によると，仕事や職業生活に関することで強いストレスとなっていると感じる事柄がある労働者の割合は約6割となっている[4]。厚生労働省「患者調査」によると，気分障害（躁うつ病を含む）の患者数は漸増しており，平成26年には年間100万人を超えている（図11-3）[5]。精神障害の労災請求件数は激増しており，平成29年度には1700件を超えている（図11-4）[6]。このような原因としては，経済の国際化に伴い企業の経営環境が厳しくなることによるリストラの増加，残された正社員の労働環境の悪化，非正規雇用の増加，IT化に伴う労働密度の増加などが考えられている。こうした外的要因に加えて，発達障害や社会生活に適応できない若者の増加などの労働者の内的要因の関与も指摘されている。こうした精神疾患患者の多くは通院で外来治療を受けながら勤務しているため，病気を持ちながら勤務している労働者が増えることになる。

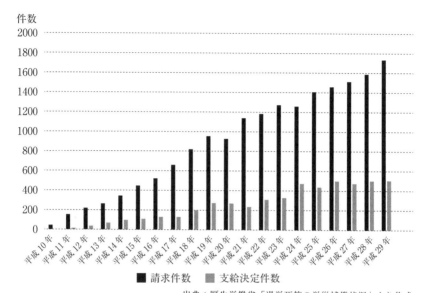

図 11-4　精神障害の労災補償状況

　病気を持つ労働者の中には，労働者自身の病気に対する不十分な理解や職場の理解不足・支援不足により，長期間の休業や離職に至ってしまう場合がある。このような状態に対処するために，治療と職業生活の両立支援対策が行われるようになった[7]。両立支援対策のメリットは労働者だけでなく事業者にもあることが期待されている（表11-1）。病気を持ちながら出勤する理由や出勤の心身あるいは職場への影響などはこれまでのプレゼンティーイズムの研究テーマとして研究されてきた。このような課題は両立支援対策が成功するために考慮すべき事柄であるが，病気と就労の両立支援対策をプレゼンティーイズムとの関連で捉えた研究はこれまでない。今後は，これまでのプレゼンティーイズム研究で明らかにされた事を参考にしつつ，プレゼンティーイズムの観点からの研究が期待される。

第11章　プレゼンティーイズム研究のすすめ　121

表11-1　治療と職業生活の両立支援対策のメリット

| 事業者のメリット | 労働者のメリット |
|---|---|
| ・労働者の健康確保の推進 | ・治療に関する配慮が行われることによる病気の増悪の防止 |
| ・継続的な人材の確保 | ・治療を受けながらの仕事の継続 |
| ・労働者の安心感やモチベーションの向上による人材の定着・生産性の向上 | ・安心感やモチベーションの向上 |
| ・健康経営の実現 | ・収入が得られる |
| ・多様な人材の活用による組織や事業の活性化 | ・働くことによる社会への貢献 |
| ・組織としての社会的責任の実現 | ・労働者のワークライフバランスの実現 |

出典：厚生労働省「事業場における治療と職業生活のためのガイドライン」より作成

## （2）健康経営

　『健康経営のすすめ』[8]が2008年に，『会社と社会を幸せにする健康経営』[9]が2010年に出版された頃から，日本経済団体連合会や日本商工会議所などの経済団体や健康保険組合，一般企業の間で健康経営に関する関心が高まってきた。経済産業省は健康経営銘柄の設定を開始し，日本政策投資銀行では健康経営への取り組みが優れていると判定された企業には融資の際の金利を低くすることが始まった。

　このように経済界全体に健康経営への関心が高まった背景には，少子高齢化，医療費の増大，健康に対する意識の変化という3点が挙げられている[9]。少子高齢化により人口が減少し，高齢者が増えるようになると労働力人口が減り，社会の活力が失われると考えられている。医療費の増大は健康保険組合の財政悪化を招き，保険医療制度が危機に陥る恐れがある。健康に対する意識の変化とは，生活習慣病やメンタルヘルス不調が増えている状況を改善するためには自分自身の努力が重要であることに加えて，企業が行う健康増進が重要であると認識されるようになったことを指している。

　このような3つの課題を解決するために，企業は社員の健康を重要な経営資源と捉え，健康増進に積極的に取り組む企業経営スタイルである

健康経営を行うことが推奨されるようになった。企業のトップが健康経営を掲げ，社員の健康づくりへの投資を行って，人事・総務・健康管理部門が一体となって社員の健康づくりを積極的にサポートすることにより，社員の生活習慣病やメンタル不調が減るようになる。すると，社員が心身ともに元気に働けるようになることによる欠勤率の低下や業務効率の向上による生産性向上が期待されると共に，健康保険料負担や疾病手当金の減少，事故や労災発生の予防などのリスクマネジメント，企業のイメージアップなど企業にとって多くのメリットがもたらされると考えられている。

　社員の健康づくりを実行するためには企業にとって費用が発生するので，かけた費用を上回る便益が得られることが分かれば，健康経営が一時の流行で終わることなく永続的に行われることに役立つであろう。そのためには，費用効果分析あるいは費用便益分析を用いた健康経営の評価を行う必要がある[10]。その際の指標には生産性が含まれることになるが，生産性はプレゼンティーイズムの影響が大きいので，健康づくりによってプレゼンティーイズムによる生産性低下がどの程度減少するのかを検討する必要がある。

### （3）海外への研究成果の発信

　わが国では人口の高齢化が進むと共に高年齢労働者の就労率が上昇している。有病率は年齢が高いほど高くなるので，高年齢労働者が増えれば，病気を持ちながら働く労働者が増える。このような状況のわが国において，有病労働者に対してどのような対策を取っているのかを研究し，その成果を海外に向けて発信することは，今後わが国と同様な高齢化社会を迎え，高年齢労働者が増えることが予想される海外の多くの国の研究者にとって参考となるであろう。

## ２．研究の領域

プレゼンティーイズムの定義として「健康問題を持ちながら出勤している状態」を採用すると，プレゼンティーイズムに関する研究の領域が大きく広がってくる。

### （１）産業保健との関わり

産業保健は「すべての職業における働く人々の身体的，精神的および社会的健康度を最高度に維持増進せしめること」を目的にしている。この目的を達成するために，産業医や産業看護職，衛生管理者などの産業保健担当者は作業環境管理，作業管理，健康管理という３管理を行っている。労働者の大半は何らかの健康問題を持ちながら働いていることから，産業保健担当者は３管理の中でも特に健康管理を行うことによって，健康問題を有する労働者が業務能力を発揮できるような支援を行っている。健康問題のために通常勤務ができない労働者に対しては，産業医は具体的な就労制限内容を記載した産業医意見書を事業者に提出し，事業者はその意見を参考にして適切な就労制限措置を行っている。

慢性疾患を持っている労働者が長く就業を続けるように支援することは産業保健関係者の重要な役割である。オランダで，糖尿病，リウマチ，喘息，慢性閉塞性肺疾患（COPD），慢性腎臓病，炎症性腸疾患，てんかん，多発性硬化症，聴力障害のいずれかを持っている労働者が仕事を続けられるように，社会心理的スキルの向上あるいは業務上の設備の導入を目的として行った介入研究のレビューが行われた[11]。ほとんどの研究で効果があったとされたが，追跡期間が短い，対照群がないなどのためにエビデンスのレベルは低いと判断され，より厳しい評価研究が必要とされた。

また，病気のために長期間休業している労働者の職場復帰に対する支援も産業保健担当者の重要な役割である。WHOは職場復帰への３つの

支援ルートを示しており，この３つの支援ルートのいずれにも産業保健担当者の関わりが必要とされる[12]。第一の Work focused treatment では，中心となるのは主治医による治療であるが，患者の休業前の業務内容や復帰に関する会社の支援制度などの情報が産業医によって主治医に伝えられれば，主治医が治療内容などを考慮することによって復帰がよりスムーズになることが示されている[13]。第二の Adapt environment では，職場復帰がスムーズに行えるような環境整備を行うことによる支援策であるが，ここでいう環境には作業台の高さを調節する等の物理的な環境整備のほかに，短時間勤務や在宅勤務の導入などの制度上の整備も含まれる。職場復帰予定の労働者に対してどのような環境を整えれば良いのかを検討し，職場環境改善の必要性を事業者に説明し，説得するのは産業保健担当者の役割である。第三の Change disability cognitions, Support employment では，産業保健担当者が職場復帰の近くなっている労働者に個別に面談をして職場復帰後に労働者が心配していることなどについてアドバイスするなどが含まれる。

　このように，産業保健活動はプレゼンティーイズムという概念を通して眺めると，プレゼンティーイズムの一つの研究分野と考えられる。しかし，わが国の産業保健の枠組みの中でプレゼンティーイズムという概念が紹介されたのは，2006 年に日本産業衛生学会の学会誌である産業衛生学雑誌に掲載された総説が最初である[14]。その後，実証研究も行われるようになったが，産業保健に関する教科書的な本の中でプレゼンティーイズムが一つの項目として取り上げられて記載されているのは，調べえた限りでは 2013 年に労働科学研究所から出版された『産業安全保健ハンドブック』[15] のみである。

　このような経緯から，わが国の産業保健に関わる研究者の中でプレゼンティーイズムに関する研究を行っている人は少なく，日本産業衛生学会の学会誌である産業衛生学雑誌や Journal of Occupational Health に掲載されたプレゼンティーイズム関連の研究は少ない。一方，プレゼン

ティーイズムに関する研究は米国で実施されたものが多いが，その研究論文はわが国の産業衛生学会に相当する American Commission of Occupational and Environmental Medicine の学会誌である Journal of Occupational and Environmental Medicine に掲載されたものが多い。このことから，米国では産業保健に関わる研究者がプレゼンティーイズムに関する研究を数多く実施していることが窺われる。今後は，わが国の産業保健関係の研究者もプレゼンティーイズムに関する研究を実施して，その研究成果を学会誌等に数多く掲載されることを期待する。

## （2）臨床医療との関わり

　臨床医療の主目的は患者の病気を診断し，それに基づいた治療を行うことである。従って，医師は往々にして病気のことだけに注目しがちとなり，病気が治ったかどうかが主な関心事となってしまい，病気を有する患者の全人的な面をサポートすることが少なくなる傾向がある。しかし，仕事を持っている患者にとっては，治療によって病気が良くなることに加えて，仕事が支障なくできるようになるかにも大きな関心がある。医師が患者の仕事への関心を持つようになれば，治療方針を立てるに当たって，できるだけ患者の業務遂行能力を妨げないような治療内容を考えるようになるであろう。このような医師の態度・行動はまさに医師がプレゼンティーイズムに関わっていることになる。

　がん検診の普及によって，がんが早期がんの段階で発見されるようになったことや治療法の進歩によってがんの5年相対生存率は向上している。しかし，仕事を持っている人が健康診断で又は何らかの自覚症状があって病院で検査した結果，がんと診断された時，その人の心には，自分は助かるのだろうか，今後自分の生活はどうなっていくのだろうか，特に今行っている仕事を続けられるのだろうかなど，様々な思いが交錯するようになる。がん医療に携わる医師には看護職や臨床心理士等の協力を得ながら，がん患者のこうした様々な悩みに対して，真摯に向き合

うことが求められる[16]。特に若年のがん患者は生活費や医療費の支払いに困難を感じることが多いことから、雇用の確保が重要になってくる[17]。がんが不治の病ではなくなり、むしろ慢性疾患として対処すべきではないかと考えられるようになったことから、事業場における治療と職業生活の両立支援対策が厚生労働省の新たな政策となった。従って、今後はがん医療と就労との関係に関する研究が増え、その研究成果によって、がんに罹患した労働者の就労継続に繋がることが期待される。

　うつ病などの精神疾患により、長期の休業を余儀なくされる労働者は少なくない。わが国で連続して7日以上の病気休業を取った労働者を対象とした研究で、身体疾患により休業を要した労働者の平均休業日数は37.8日であったのに対し、精神疾患で休業した場合は159.9日と身体疾患の約4倍の長さであった[18]。スウェーデンの研究で、精神疾患で長期休業した場合の生活面に対する影響はポジティブな影響よりもネガティブな影響のほうがはるかに大きく、特に睡眠、社会的活動、家族との活動に悪影響を及ぼしていることが明らかにされた[19]。うつ病患者を診療している英国の医師を対象とした質的研究において、仕事を続けることにより自信がつき、健康にも良いと考えている医師が多いことが示された[20]。わが国の研究で、精神疾患により長期間の休業をしている労働者のいる職場では、同僚のストレス要因が増え、ストレス反応が悪化することが示されたことから、早期の職場復帰対策が必要と考えられた[21]。従って、精神疾患による長期休業を短縮させるにはどのようにすれば良いのかを検討することは精神医療の課題である。

　英国で2010年に導入されたフィットノートは、主治医である一般開業医が健康問題で休業している労働者の仕事への適合性を評価し、どのような条件が整えば復職できるか、あるいは健康問題を持つ労働者が休業を避けることができるかという意見を述べた診断書の一種である。このフィットノートの詳細な紹介とわが国への導入にあたって検討すべき事項についての考察が行われている[22]。フィットノートの適応対象と

第 11 章　プレゼンティーイズム研究のすすめ　127

して可能性が高いのは中小企業，とりわけ産業医の選任義務のない小規模事業場が挙げられており，そうした事業場での職場復帰に関わる課題とフィットノート使用におけるメリットが示されている。

　プレゼンティーイズムという面から考えると，医療の中でもリハビリテーション医療は患者の生活全般の QOL 向上を目的としており，患者が仕事を持っている場合は，病気によって下がった業務遂行能力の向上を目指していることから，プレゼンティーイズムとの関わりが元々あるとも言える。何らかの病気・傷害が原因で休業している労働者の職場復帰もリハビリテーション医療の重要なテーマである。

　労働障害予防の研究において，予防対策の効果をどのような指標を用いて評価すべきかについての検討が行われ，労働障害がどのような状況で生じるのかが次の4つのタイプに分類された。タイプ1：働いているが健康関連の業務制限がある，タイプ2：健康問題により休業している，タイプ3：職場復帰しているが健康関連の業務制限がある，タイプ4：業務不能の健康状態により退職。そして，その各々のタイプごとに適切な指標が検討され，プレゼンティーイズムはタイプ1とタイプ3で評価指標の一つとして適切であるとされた[23]。

　職場復帰に関しては多くの研究分野からの研究があるにも拘わらず，研究結果の成果がなかなか実施に結びついていないことから，世界8ヵ国20ヵ所以上の施設の研究者が集まって職場復帰に関する研究の課題について検討された[24]。それによると，主な6つの研究テーマとして，早期のリスク予測，社会心理学・行動・認知論に基づく介入，身体的治療，職場の状況に応じたエビデンスの実行，複数の関係者を巻き込む効果的な方法，関係者および復帰プロセスの異なる段階にとって適切な結果指標の同定が挙げられた。今後は今までの活動の中にプレゼンティーイズムという考え方を加えて，プレゼンティーイズムの研究に新たな知見を加えて頂くことが期待される。

## （3）ビジネスとの関わり

　企業の社会的責任（Corporate Social Responsibility: CSR）は様々な要素を有するが，その一つとして，病気や障害を持つ労働者に対する責任がある[25]。メンタルヘルス不調者が増えたり，高齢化により身体的疾患を持つ人が増えたりする状況において，そのような人々は生産性が低いということを理由に雇用を断ることはCSRの理念からは受け入れられない。従って，精神的あるいは身体的疾患を有する労働者がその能力を十分に発揮できるような労働環境を整備することが企業にとって重要となってくる。労働環境の整備には身体に合った作業台・机・椅子の導入，職場内におけるバリアフリー化などの物理的な作業環境の整備のほかに，作業方法の改善や上司・同僚との良好な人間関係の構築も含まれる。

　わが国の企業が発行するCSR報告書について調査した研究によると，全報告書の76.5％の報告書が労働安全衛生活動について記述していた。そして，報告書の内容についても環境面の活動から労働安全衛生を含む社会的活動へとシフトしている傾向が認められている[26]。

　CSRという観点だけではなく，労働生産性を高めるという見地からも健康問題を有する労働者の就労について経営管理の立場から研究する必要がある。経済の国際化によってわが国の企業は厳しい環境に置かれており，労働生産性を高めることが重要となっている。健康問題を持っている労働者が仕事をすることによってその増悪を招くことがなく生産性を高めるためにはどのような対策を取れば良いのかを研究することはプレゼンティーイズムの重要な研究テーマである。


## （4）社会学，社会心理学との関わり

　1900年代後半から2000年代初期にかけてのプレゼンティーイズム研究の初期段階では，病気を持ちながら働く人に関する心理的要因や経済的背景，職場の要因等に関する研究が多かった。当時の問題意識は，病

気で体調不良なのになぜ出勤しなければならないのかといったとらえ方が主流であった。当時と現代とでは社会経済的環境が異なるので，当時の研究結果がそのまま現代に当てはまるとは限らない。従って，このような研究は現代でも引き続き重要な研究テーマである。

　仕事は多くの人にとって自己概念，自尊心の形成に重要な役割を担っている。仕事をすることによって自己形成が図られ，会社や所属組織の中での自らの立場が確認でき，それを通じて社会に貢献していると感じられ，また報酬が得られることで生活が成り立ち，家庭での役割が確立される。しかし，仕事の意義に関する先行研究をレビューした論文では，仕事の意義について自己，他人，仕事内容，信仰生活の面から検討されていたが，健康問題を持った労働者にとっての仕事の意義に関する検討はなされていなかった[27]。健康問題を持ちながら働くことが個人にとって，さらには社会にとってどのような意義を持つのかについて，社会心理学や社会学の立場からの研究が必要と考えられる。

　健康問題を持ちながらの出勤に自己効力感（self-efficacy）が関係しているとの研究[28]や，内的なヘルス・ローカス・オブ・コントロール（health locus of control）との関連があるとの研究[29]がある。最近ではプレゼンティーイズムとワーク・エンゲイジメント（work engagement）との関係が注目されている。ワーク・エンゲイジメントは仕事に関連するポジティブで充実した心理状態であり，活力，熱意，没頭の要素からなる概念であるとされる[30]。英国で行われた研究で，プレゼンティーイズムは職務満足感と負の関連があり，職務満足感はワーク・エンゲイジメントと職務依存を介することが示された[31]。

## 文　　献

1. 厚生労働省. 定期健康診断結果報告.
　 https://www.e-stat.go.jp/stat-search/files?page=1&layout=datalist&toukei=0

0450211&tstat=000001018638&cycle=7&year=20170&month=0&result_back=1（Accessed 2019 February 4）

2. 国立がん研究センターがん対策情報センター「がん登録・統計」.

https://ganjoho.jp/reg_stat/statistics/index.html（Accessed 2019 February 4）

3. 東京都福祉保健局.「がん患者の就労等に関する実態調査」報告書（平成 26 年 5 月）.

http://www.fukushihoken.metro.tokyo.jp/smph/iryo/iryo_hoken/gan_portal/soudan/ryouritsu/other/houkoku.html（Accessed 2019 February 4）

4. 平成 29 年 労働安全衛生調査（実態調査）結果の概況.

https://www.mhlw.go.jp/toukei/list/h29-46-50b.html（Accessed 2019 February 4）

5. 鶴田真也. 最近の精神保健医療福祉施策の動向について.

http://www.phcd.jp/02/kensyu/pdf/2015_temp03.pdf（Accessed 2019 February 4）

6. 厚生労働省. 精神障害の労災補償状況.

https://www.mhlw.go.jp/stf/newpage_00039.html（Accessed 2019 February 4）

https://www.mhlw.go.jp/stf/houdou/2r98520000034xn0.html（Accessed 2019 February 4）

https://www.mhlw.go.jp/houdou/2008/05/h0523-2.html（Accessed 2019 February 4）

https://www.mhlw.go.jp/houdou/2003/06/h0610-4.html（Accessed 2019 February 4）

7. 厚生労働省. 事業場における治療と職業生活の両立支援のためのガイドライン, 2016.

8. 岡田邦夫, 安倍孝治. 健康経営のすすめ. NPO 法人健康経営研究会, 2008.

9. 田中滋, 川渕孝一, 河野敏鑑. 会社と社会を幸せにする健康経営. 勁草書房, 2010.

10. 武藤孝司. 保健医療プログラムの経済的評価法：費用効果分析, 費用効用分析, 費用便益分析. 篠原出版新社, 2014.

11. Varekamp I, Verbeek JHAM, van Dijk FJH. How can we help employees with chronic diseases to stay at work? A review of interventions aimed at job retention and based on an empowerment perspective. Int Arch Occup Environ Health 2006; 80: 87-97.

12. Verbeek JH. How can doctors help their patients to return to work? PLos Med 2006; 3: e88.

13. Short PF, Vasey JJ, Tunceli K. Employment pathways in a large cohort of adult cancer survivors. Cancer 2005; 103: 1292-1301.

14. 山下未来, 荒木田美香子. Presenteeism の概念分析及び本邦における活用可能性. 産衛誌 2006; 48: 201-213.

15. 荒木田美香子. アブセンティーズムとプレゼンティーズム. 小木和孝編集代表. 産業安全保健ハンドブック. 労働科学研究所 2013: 118-119.

16. Peteet JR. Cancer and the meaning of work. Gen Hosp Psychiatr 2000; 22: 200-205.

17. Stone DS, Ganz PA, Pavlish C, et al. Young adult cancer survivors and work: a systematic review. J Cancer Surviv 2017; 11: 765-781.

18. Muto T, Sumiyoshi Y, Sawada S, et al. Sickness absence due to mental disorders in Japanese workforce. Ind Health 1999; 37: 243-252.

19. Floderus B, Goransson S, Alexanderson K, et al. Self-estimated life situation in patients on long-term sick leave. J Rehabil Med 2005; 37: 291-299.

20. Macdonald S, Maxwell M, Wilson P, et al. A powerful intervention: general practitioners' use of sickness certification in depression. BMC Family Practice 2012; 13: 82.

21. Fukuda Y, Iwasaki S, Deguchi Y, et al. The effect of long-term sickness absence on coworkers in the same work unit. Industrial Health 2018; 56: 2-9.

22. 堤明純. フィットノートの紹介とわが国への導入の検討. 産業医学レビュー 2016; 29: 121-144.

23. Young AE, Viikari-Juntura E, Boot CRL, et al. Workplace outcomes in work-disability prevention research: a review with recommendations for future research. J Occup Rehabil 2016; 26: 434-447.

24. Pransky G, Gatchel R, Linton SJ, et al. Improving return to work research. J Occup Rehabil 2005; 15: 453-457.

25. 稲上毅, 連合総合生活開発研究所編. 労働ＣＳＲ：労使コミュニケーションの現状と課題, NTT 出版, 2007.

26. Nagata T, Nakata A, Mori K, et al. Occupational safety and health aspects of corporate social responsibility reporting in Japan from 2004 to 2012l. BMC Public Health 2017; 17: 381.

27. Rosso BD, Dekas KH, Wrzesniewski A. On the meaning of work: A theoret-

ical integration and review. Research Organizational Behavior 2010; 30: 91-127.

28. Lu L, Peng SQ, Lin HY, et al. Presenteeism and health over time among Chinese employees: the moderating role of self-efficacy. Work Stress 2014; 28: 165-178.

29. Johns G. Attendance dynamics at work: The antecedents and correlates of presenteeism, absenteeism, and productivity loss. J Occup Health Psychology 2011; 16: 483-500.

30. 島津明人. ワーク・エンゲイジメント：ポジティブ・メンタルヘルスで活力ある毎日を. 労働調査会, 2014.

31. Karanika-Murray M, Pontes HM, Griffiths MD, et al. Sickness presenteeism determines job satisfaction via affective-motivational states. Soc Sci Med 2015; 139: 100-106.

# 日本語索引

## あ

アレルギー性鼻炎　62, 100
胃がん　74
医師　125
胃食道逆流症　63
うつ病　60, 99
英語圏　113
英語圏以外　113
衛生管理者　123
思い出し期間　25

## か

会社あるいは内省法　112
過敏性腸症候群　64, 101
がん　71, 103
看護職　125
関節炎　65
関節リウマチ　65, 102
感染症　53
管理職　3
気管支喘息　63, 100
企業経営者　6
企業の社会的責任　128
喫煙　88
休業制度　45
金銭的損失　34
経営者　112
経済界　112
経済的損失　110
経済的評価方法　33
欠勤　1, 107
研究デザイン　93
研究の課題　106
研究の現状　6

研究のすすめ　116
研究の必要性　116
研究の歴史　1
研究論文数　6
健康経営　121
健康問題　15, 18
健康リスク要因　85
高血圧　63
交絡　93
語源　1
個人の要因　42
5年相対生存率　118
雇用形態　91
雇用契約　46
雇用不安定性　46
雇用不安定理論　107

## さ

産業医　3, 123
産業看護職　123
産業保健　123
自覚的健康　51
子宮内膜症　75
自己効力感　129
質問項目数　25
社会学　128
社会心理学　128
社会力学　108
主治医　3, 126
出勤　1, 41
出勤した回数　24
出勤した日数　24
職域ヘルスプロモーション　92
職場の要因　44

職場復帰　72, 123, 127
女性の性器がん　75
人事労務担当者　3
身体活動　87
身体的健康　51
人的資本法　34, 111
信頼性　25
睡眠時無呼吸症候群　65, 101
スギ花粉症　100
ストレス反応　19
ストレス要因　19
生活習慣　84
生産性損失　110
精神障害　119
選択バイアス　93
測定用具　27, 59
損失労働時間　34

### た
対応策　90
代替要員　91
大腸がん　74
体調不良　4, 14
妥当性　25
単一質問　33
チーム生産法　111
長期休業　52
調査期間　24
治療と職業生活の両立支援　117
定義　13
定期健康診断　117
データ収集方法　93
糖尿病　67, 102
トップマネジメント　112
ドロップアウト　93

### な
日本版プレゼンティーイズム尺度　31
乳がん　73

認知行動療法　99
脳腫瘍　75

### は
発生率　23
ビジネス　128
ビジネス界　6
皮膚科疾患　76
肥満　69
病気　4, 17
病気休暇制度　91
フィットノート　126
ブラインディング　93
プレゼンティーイズム　2
プレゼンティーイズム傾向　24
米国産業環境医学会　16
ヘルスリスクアセスメント　92
ヘルス・ローカス・オブ・コントロール
　　129
片頭痛　59, 98
翻訳　113

### ま
摩擦費用法　111
マネジメント　91, 94
無期契約　46
無作為化比較試験　93
メタボリックシンドローム　70
メンタルヘルス　51

### や
薬物療法　95
有期契約　46
腰痛　70

### ら
リーダーシップ　45
離職　71
リハビリテーション医療　127

理論の構築　106
臨床医療　125
臨床心理士　125
労災請求件数　119
労働障害指数　29
労働生産性　5
労働生産性指数　29
労働生産性損失　15

ワーク・エンゲイジメント　129

# 英語索引

**A**
absenteeism 1
ACOEM 16

**C**
Corporate Social Responsibility: CSR 128

**D**
Diabetes Productivity Measure (DPM) 67

**E**
Endicott Work Productivity Scale (EWPS) 26

**F**
Firm or Introspective Method (FIM) 112
Friction Cost Method (FCM) 111

**H**
Health and Labour Questionnare (HLQ) 26
Health and Work Performance Questionnaire (HPQ) 28
Health and Work Questionnaire (HWQ) 26, 30
health locus of control 129
Health-Related Productivity Questionnaire Diary (HRPQ-D) 26
health risk assessment (HRA) 92
Human Capital Method (HCM) 34, 111

**L**
Lam Employment Absence and Productivity Scale (LEAPS) 60

**M**
Migraine Disability Assessment (MIDAS) Questionnaire 59
Migraine Work and Productivity Loss Questionnaire (MWPLQ) 59

**N**

Negative Absenteeism　110
Negative Presenteeism　110

Positive Absenteeism　110
Positive Presenteeism　109
presenteeism　1
presenteeism propensity　24

QOL　100
Quality and Quantity Method（QQ）　26

randomized controlled trial（RCT）　93
RA Work Instability Scale（RA WIS）　66
Rheumatoid Arthritis-specific Work Productivity Survey（WPS-RA）　66
Rhinoconjunctivitis Quality of Life Questionnaire（RQLQ）　100

self-efficacy　129
sickness presenteeism　3, 14
Single-Item Presenteeism Question（SIPQ）　32
social dynamics　108
Stanford Presenteeism Scale, 6-item version（SPS-6）　28
Stanford Presenteeism Scale（SPS）　29

Team Production Method（TPM）　111

Valuation of Lost Productivity（VOLP）　26

Well-Being Assessment for Productivity（WBA-P）　86
WFun　31
Work Ability Index　94
work engagement　129
Work Health Interview（WHI）　26

Work Impairment Score: WIS　29

Work Limitations Questionnaire（WLQ）　27

Work Output Score: WOS　29

Workplace Activity Limitations Scale（WALS）　66

Work Productivity and Activity Impairment – Chronic Hand Dermatitis questionnaire（WPAI-ChHD）　76

Work Productivity and Activity Impairment in Allergic Specific Version（WPAI-AS）62

Work Productivity and Activity Impairment in Gastro-Esophageal Reflux Disease（WPAI-GERD）　63

Work Productivity and Activity Impairment Questionnaire in ankylosing spondylitis（WPAI: SpA）　32

Work Productivity and Activity Impairment Questionnaire in Crohn's Disease（WPAI: CD）　32

Work Productivity and Activity Impairment questionnaire – irritable bowel syndrome version（WPAI: IBS）　64

Work Productivity and Activity Impairment（WPAI）questionnaire　30

Work Productivity Short Inventory（WPSI）　26

WPAI: Asthma　63

WPAI-AS の日本語版　62

## ■ 著者略歴

### 武藤 孝司（むとう たかし）
獨協医科大学名誉教授，栃木産業保健総合支援センター所長

新潟大学医学部卒業。医師，医学博士。日本産業衛生学会指導医。慶応義塾大学医学部講師，順天堂大学医学部助教授，獨協医科大学医学部教授を経て現職。専門は公衆衛生学，産業保健。

主要著書：「Evidence-based Occupational Health」（編著，Elsevier B.V.），「Evaluation in Occupational Health Practice」（分担執筆，Butterworth-Heinemann），「Global Perspectives in Workplace Health Promotion」（分担執筆，Jones & Bartlett Learning），「Asian Perspectives and Evidence on Health Promotion and Education」（編著，Springer），「健康教育・ヘルスプロモーションの評価」（共著，篠原出版），「保健医療プログラムの経済的評価法」（単著，篠原出版新社），「公衆衛生領域における連携と協働」（編著，日本公衆衛生協会），「中小企業の安全衛生を創る」（分担執筆，労働調査会）

---

## プレゼンティーイズム

2019年6月21日　初版第1刷発行

著　　者　武藤 孝司
発 行 者　石澤 雄司
発 行 所　株式会社 星 和 書 店
　　　　　〒168-0074　東京都杉並区上高井戸1-2-5
　　　　　電話　03（3329）0031（営業部）／03（3329）0033（編集部）
　　　　　FAX　03（5374）7186（営業部）／03（5374）7185（編集部）
　　　　　http://www.seiwa-pb.co.jp
印刷・製本　中央精版印刷株式会社

© 2019 武藤 孝司／星和書店　Printed in Japan　ISBN978-4-7911-1018-6

・ 本書に掲載する著作物の複製権・翻訳権・上映権・譲渡権・公衆送信権（送信可能化権を含む）は（株）星和書店が保有します。
・ JCOPY 〈（社）出版者著作権管理機構 委託出版物〉
　本書の無断複製は著作権法上での例外を除き禁じられています。複製される場合は，そのつど事前に（社）出版者著作権管理機構（電話03-3513-6969，FAX 03-3513-6979，e-mail：info@jcopy.or.jp）の許諾を得てください。

# ワーク・エンゲイジメント
### 基本理論と研究のためのハンドブック

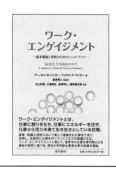

アーノルド・B・バッカー,
マイケル・P・ライター 編
島津明人 総監訳
井上彰臣，大塚泰正,
島津明人，種市康太郎 監訳

A5判　416p　定価：本体5,800円＋税

本書は、仕事に誇りをもち、仕事にエネルギーを注ぎ、仕事から活力を得て生き生きとしている状態であるワーク・エンゲイジメントについて、最新の研究に基づき、現在入手可能な最高水準の知識を提供する。

# ワーク・エンゲイジメント入門

ウィルマー・B・シャウフェリ,
ピーターナル・ダイクストラ 著
島津明人，佐藤美奈子 訳

四六判　180p　定価：本体1,900円＋税

活き活きと、健康的に、情熱をもって働くための手段であるワーク・エンゲイジメント。本書は、その本質、作用の仕方を説明し、それを高めるために従業員および組織には何ができるかを提案する。

発行：星和書店　http://www.seiwa-pb.co.jp